医院护理管理系列丛书

肿瘤内科护理全过程质量控制手册

主 编 罗云建 赵文婕 刘雪莲

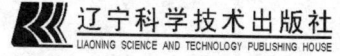
辽宁科学技术出版社
LIAONING SCIENCE AND TECHNOLOGY PUBLISHING HOUSE

图书在版编目（CIP）数据

肿瘤内科护理全过程质量控制手册/罗云建等主编．—沈阳：辽宁科学技术出版社，2016.12
（医院护理管理系列丛书）
ISBN 978 - 7 - 5381 - 9997 - 0

Ⅰ.①肿… Ⅱ.①罗… Ⅲ.①肿瘤学—护理学—质量控制—手册 Ⅳ.①R473.73 - 62

中国版本图书馆 CIP 数据核字（2016）第 269689 号

肿瘤内科护理全过程质量控制手册　　　　　　　　版权所有　侵权必究

出版发行：辽宁科学技术出版社
　　　　　（地址：沈阳市和平区十一纬路29号 邮编：110003）
联系电话：024-23284376/010-88019650
传　　真：010-88019377
E - mail：fushichuanmei@ mail. lnpgc. com. cn
印 刷 者：北京亚通印刷有限公司
经 销 者：各地新华书店

幅面尺寸：140mm×203mm	
字　　数：260 千字	印　　张：9.625
出版时间：2017 年 1 月第 1 版	印刷时间：2017 年 1 月第 1 次印刷

责任编辑：李俊卿	责任校对：梁晓洁
封面设计：永诚天地	封面制作：永诚天地
版式设计：天地鹏博	责任印制：高春雨

如有质量问题，请速与印务部联系　联系电话：010-88019750

ISBN 978 - 7 - 5381 - 9997 - 0
定　　价：32.00 元

内容提要

本书内容丰富，从临床实际工作出发，突出了肿瘤护理的可操作性及实用性。全书共分七章，分别介绍了肿瘤内科专科护理人力资源管理；护理质量与安全管理；肿瘤内科感染控制管理；肿瘤内科危重患者规范化管理；肿瘤内科岗位职责、质量考核标准；肿瘤内科护理人员分层培训；肿瘤内科优质护理服务等内容。适合各级医院护理人员阅读参考，为肿瘤内科护理管理提供了有效的指导与参考。

《肿瘤内科护理全过程质量控制手册》编委会

主　审　张培先
主　编　罗云建　赵文婕　刘雪莲
副主编　李艳姣　晏圆婷　杨鸣春
编　者　阳　利　王佳园　刘育凤　刘人英
　　　　倪　珊　杨泽卫　张　琼　李　红
　　　　杨明慧　李　思　李亚霏

总 序

随着医院评审工作以及优质护理服务活动的深入开展,护理质量管理与控制工作逐渐走向规范化、专业化、标准化、精细化。为顺应当代护理学发展趋势,昆明市延安医院通过长期实践经验的积累,同时借鉴国际护理质量管理新理论、新方法,主编并出版了《医院护理管理系列丛书》。该丛书有三大特点。

一是内容新颖、重点突出。本套丛书紧紧围绕《二级、三级综合医院评审标准》,紧密结合医院评审实践,对与护理相关的评审条目进行了梳理和汇总,按照PDCA循环(戴明环)原理,以"追踪法"作为主要评价手段,形成通俗易懂的护理质量管理理论,做到总结过去、立足现在、面向未来、综合创新,给人以启迪和耳目一新的时代气息。

二是科学严谨、适用范围广。本套丛书的编写结合临床专科建设与管理指南,形成各专科相互联系的一整套原理、原则、概念、方法和技术等,各分册以及各篇章有机结合,构成了系统、完整的学科体系。

三是实用性及操作性强。本套丛书本着科学性、指导性的原则,从不同角度,全方位阐述并深化了护理质量与安全管理、人力资源管理等,脉络清晰、层次分明,紧密结合临床,相信对各级各类医院提高护理管理水平和护理服务质量都能起到很好的指导作用。

医学发展日新月异,护理专业也面临着服务理念、技能水平、人才培养、管理模式和市场经济等诸多方面的挑战,希望广大护理工作者努力学习,不断开拓、创新,将理论与实际工作相结合,为加速护理学科的发展进程、保障人民群众的身心健康、推进卫生事业又好又快地发展做出新的更大贡献!

2016 年 2 月

前　言

随着现代医学模式的转变，护理模式也发生了巨大变化，从工作性质到工作范围及工作内容都对护理人员提出了更高的要求。随着医学科学的飞速发展和人民生活水平的提高，疾病谱也发生了变化，肿瘤已成为严重威胁人类生命的常见病、多发病。肿瘤病人的护理已不仅仅局限于对身体状况的护理，而是扩展到心理护理，以及帮助肿瘤病人重新适应社会等方面。这就要求护理人员不但要掌握一些有关的医学知识，还要学习心理学、社会医学、营养学等方面的知识，以便解决由肿瘤及其治疗引发的一系列问题，体现综合护理的优越性，提高患者的生活质量。为了便于肿瘤护理在职人员的继续教育学习、专业教师阅读参考，也为了提高临床护理水平，我们编写了《肿瘤内科护理全过程质量控制手册》。作者均为具有丰富临床经验的资深护士，参考了大量的肿瘤学专著、文献及肿瘤科护理领域里的研究成果，同时结合自己的临床护理经验编写而成本书。

本书内容丰富，集作者所在医院全体护理管理工作者的管理经验、护理理论及方法于一体，收集了临床一线护理人员多年的实践经验，始终"坚持以患者为中心的护理理念，改革护理模式，夯实基础护理，发展专科护理，调动护士工作的积极性，增进医患和谐，履行护理职责，提高护理水平，提供满意服务。"从临床实际工作出发，突出了肿瘤护理的可操作性及实用性。全书共分七章，分别介绍了肿瘤内科专科护理人力资源管理；护理质量与安全管理；肿瘤内科专科感染控制管理；肿瘤内科专科岗位职责、质量考核标准；肿瘤内科护理人员分层培训；肿瘤内科优质护理服务等内容。本书适合各级医院护理人员阅读参考，为肿瘤内科护理管理提供了有效的指导。

限于编者的能力和水平，书中难免存有不当和疏漏之处，恳请使用本书的同仁惠予指正。

编 者
2016 年 8 月

目 录

第一章 肿瘤内科人力资源管理 …………………………… (1)
  第一节 肿瘤内科人力资源弹性调配案 ………………… (1)
  第二节 肿瘤内科护理绩效考核方案 …………………… (4)
  第三节 肿瘤内科护士岗位职业防护制度 ……………… (14)
  第四节 护理人员职业健康监督制度 …………………… (15)

第二章 肿瘤内科质量与安全管理 ………………………… (17)
  第一节 一般工作制度 …………………………………… (17)
  第二节 肿瘤内科病房管理制度 ………………………… (22)
  第三节 肿瘤内科出入院管理流程 ……………………… (30)
  第四节 护理安全管理 …………………………………… (35)
  第五节 肿瘤内科应急管理 ……………………………… (48)
  第六节 仪器设备管理 …………………………………… (70)

第三章 肿瘤内科感染管理 ………………………………… (88)
  第一节 肿瘤内科感染管理制度 ………………………… (88)
  第二节 肿瘤内科隔离技术规范 ………………………… (89)
  第三节 手部卫生管理制度与规范 ……………………… (99)
  第四节 常见多重耐药菌感染患者的隔离和措施 ……… (101)
  第五节 导管相关性血行感染预防控制措施 …………… (102)

第六节 导尿管相关尿路感染的预防控制措施 ……… (104)

第四章 肿瘤内科危重患者规范化管理 ……………… (108)
 第一节 肿瘤内科急危重症患者规范化流程管理规定
  …………………………………………………… (108)
 第二节 肿瘤内科专科护理常规 ………………… (118)
 第三节 肿瘤内科单病种和临床路径管理 ……… (150)
 第四节 肿瘤内科癌痛及生存质量评估 ………… (173)

第五章 肿瘤内科岗位职责、工作标准和工作流程 … (180)
 第一节 主任、副主任护师岗位职责 …………… (180)
 第二节 主管护师岗位职责 ……………………… (181)
 第三节 护师岗位职责 …………………………… (181)
 第四节 护士岗位职责 …………………………… (182)
 第五节 护理员岗位职责 ………………………… (183)
 第六节 肿瘤科护理组长岗位职责、工作标准和工作
    流程 …………………………………………… (183)
 第七节 白班责任护士岗位职责、工作标准和工作流
    程 ……………………………………………… (187)
 第八节 夜班责任护士岗位职责、工作标准和工作流
    程 ……………………………………………… (191)
 第九节 办公室护士岗位职责、工作标准和工作流程
  …………………………………………………… (194)
 第十节 护理教学秘书岗位职责 ………………… (197)
 第十一节 护理组长、临床护理实践教学秘书岗位管
     理及考核方案 ……………………………… (198)

第六章 肿瘤内科护理人员分层培训 ……………… (204)

第一节　肿瘤内科护理"三基"培训计划 ……………（204）
第二节　肿瘤内科在职培训计划 ……………………（206）
第三节　肿瘤护士专科培训方案 ……………………（224）
第四节　肿瘤内科护士接触化疗药物的自我防护培训
　　　　……………………………………………（228）
第五节　肿瘤内科业务学习与小讲课 ………………（230）
第六节　肿瘤内科新护士培训计划 …………………（233）

第七章　肿瘤内科优质护理服务 ……………………（237）
第一节　肿瘤内科优质护理承诺书 …………………（237）
第二节　肿瘤内科分级护理标准和服务内涵 ………（238）
第三节　肿瘤内科优质护理服务实施计划 …………（241）
第四节　肿瘤内科责任制整体护理工作方案 ………（245）
第五节　肿瘤内科护理健康教育 ……………………（248）
第六节　肿瘤内科血管评估 …………………………（253）

附录1　肿瘤内科病区环境管理质量评价标准 ………（259）
附录2　肿瘤内科护士长管理质量评价标准 …………（262）
附录3　肿瘤内科危重症病人的管理质量评价标准 …（264）
附录4　肿瘤内科一级护理质量评价标准 ……………（266）
附录5　肿瘤内科健康教育和出院随访质量管理 ……（270）
附录6　患者身份识别与沟通管理质量评价标准 ……（272）
附录7　肿瘤内科微创手术围手术期管理质量评价标准
　　　　（病区） ……………………………………（276）
附录8　肿瘤内科静脉给予抗肿瘤药物评价标准 ……（279）
附录9　肿瘤内科癌性疼痛管理质量评价标准 ………（281）
附录10　肿瘤内科住院患者压疮管理质量评价标准 …（283）
附录11　肿瘤内科预防PICC导管堵塞质量评价标准 …（285）

附录12 肿瘤内科预防放疗/化疗口腔炎质量评价标准
.... (287)
附录13 肿瘤内科处理放疗/化疗口腔炎质量评价标准
.... (289)
附录14 肿瘤内科仪器设备管理质量评价标准 .... (291)

第一章
肿瘤内科人力资源管理

第一节　肿瘤内科人力资源弹性调配案

为确保护理人员能在短时间内及时应对突发公共事件、紧急医疗抢救、特殊急危病人护理、病房值班护士突发急病无法继续工作等紧急突发事件，保证科室护理工作高效、安全、有序地开展，肿瘤科成立了护理人力资源库。凡遇到突发公共卫生事件、突发重大伤亡事故及其他严重威胁人群健康的紧急医疗抢救、特殊急危重病人护理等突发事件时，由护理部及科室统一调配。

一、成立护理人力资源库

（一）应急小组

1. 护理部机动护士成员　科室推荐护理人员承担由护理部布置的院内应急工作，完成护理部任务。

2. 护理部应急小组成员　科室推荐护理人员承担由护理部布置的急救工作，完成护理部应急任务。

（二）应急小组成员要求

1. 职称、学历要求　护理师以上职称，大专及以上学历。

2. 工作经历　从事临床护理工作5年以上。

3. 体能要求　工作能力强、业务精、思想素质高、身体健康，具有奉献、慎独精神。

4. 专业技能　①具有全面的护理专业理论知识,熟练掌握各种急救药品、器材的应用;②熟练掌握各种抢救技术,对危、急、重症患者的抢救处置流程正确;③具有一定的预见性,能发现病人存在的和潜在的问题,及时解决,必要时上报;④工作严谨、认真,尊重患者,保护患者隐私,应急处理能力强。

(三)应急小组工作职责

1. 需大量人员应急或持续时间相对较长的应急,如遇到"突发公共卫生事件、传染病流行,突发重大伤亡事故及其他严重威胁人群健康的紧急医疗抢救、特殊急危重病人护理"时,由科室统一调配,确保护理安全。

2. 应急小组成员应随时待命,保持24小时通讯畅通,接到应急通知及时参与应急工作。凡接到应急通知不能及时到岗者,将追究各护理组组长及个人的责任,并纳入科室质量考核及年度考核,情节严重者根据医院及科室规章制度及相关法律法规处置。

(四)管理要求

1. 科室护理人员应本着以大局为重的原则,统一服从调配,不得以任何理由推诿、拒绝,确保紧急状态下护理安全与护理质量。

2. 护士长外出开会、学习、休假等,需填写《离院报告单》报护理部。

3. 应急小组成员请病、事假必须提前告知护士长,护士长未安排好之前,不得离岗。在岗人员有突发情况不能工作时,首先通知科室护士长,安排人员到岗。

4. 护士长遇外出学习、长期病假由护理部统一安排、调配,护理人员请假由护士长协调安排,确保工作不受影响。

5. 应急小组、机动护士成员每年度依据个人综合情况,必要时作出调整。

二、护理人力资源库调配原则

1. 各护理组根据科室患者病情、危重病人数、病人收住人数、护理难度和技术要求等工作需要,严格按照《护理人员弹性排班制度》实行弹性排班。

2. 确定在特殊情况下的替代人选,节假日时安排备班,备班者要求电话保持畅通,做到随叫随到(一线备班正休备、二线备班下休备)。

3. 在紧急情况下,护士长无法调整时应及时上报护理部,由护理部在全院统一调配,以确保科室工作安全。

4. 科室如发生重大抢救等特殊事件需临时调配人员,由科护士长上报护理部后在所管辖的各护理单元间进行调配。

5. 若遇特殊情况,科护士长不能在所管辖护理单元内调配护理人员时,可上报护理部,由护理部统一调配。

三、护理人力资源库调配流程

(一)报告程序

1. 正常上班时间:护理组长→护士长、科主任→科护士长→护理部主任→分管院长。

2. 夜班、双休、节假日:护理组长→护士长、科主任→总值班→护理部主任→分管院长。

3. 特别紧急情况下,护理人员可根据具体情况越级上报护理部,请求紧急援助。

(二)调配程序

1. 接到报告后,由护理人力资源库领导小组统一指挥,根据紧急事件情况、危重病例数、病情、护理人员缺编情况等因素合理配备,协调各方面的工作。

2. 遇到紧急情况时,护士长直接与科主任、科护士长联系,安排可调用人员及时、有效地上岗。

四、紧急护理人力资源调配方案和流程

为促进肿瘤科护理工作高效、安全、有序地开展,保障危重病人护理以及病房值班护士缺编等突发事件应急,具体实施方案:

1. 科内制定管理要求　全科护士本着以大局为重的原则,服从调配,不得以任何理由推诿、拒绝,确保紧急状态下护理安全与护理质量。

2. 请假管理　请病假、事假严格按照医院假期管理制度执行,提前告知护士长,护士长未安排好以前,不得离岗。产假、长期病假由科室上报护理部,外调、辞职等必须经护理部审核同意。

3. 调配流程　护士→护士长→机动调配人员到达→根据实际情况调整工作职责。

4. 调配方案　①办公室班由当天备班调配;②夜班由各责任小组当天休息护士调配;③白班由责任小组间调配;④超出本科室护理人力资源的突发事件,由护士长上报护理部请示确保人力资源。

第二节　肿瘤内科护理绩效考核方案

按照《三级医院"优质护理病区(房)"验收标准(试行)》要求,为深入开展责任制整体护理,落实优质护理"改模式、重临床、建机制"的工作原则,保证护士收入分配向临床一线倾斜,充分体现多劳多得、优绩优酬、同工同酬,提高护理工作质量和工作效率,特制定护理绩效考核方案。

一、考核原则

1. 公开　严格按照考核制度执行。

2. 沟通　护士聘后考核小组在绩效考核过程中,应与医护人员进行充分沟通,听取被考核人员的意见,保证考核结果公正、合理。

3. 时效性　次月5日前完成护理人员绩效考核工作。

二、组织管理

(一)医院成立护理人员绩效考核工作小组

由院领导、护理部、财务科、人力资源部、信息科和微机中心联合成立工作小组,各负其责,协同完成。

(二)科室成立护理人员绩效考核小组

科内成立护理人员绩效考核小组,对护理人员进行考核,并根据考核结果对科室护理绩效进行分配。

三、考核办法

为保证护理绩效体现侧重护士的实际工作能力,包括"护理工作数量、质量、技术难度、患者满意程度"等,护理人员绩效考核实行"360度绩效考核法",通过"患者、科室护理质量管理小组、医师、护士间"实施多方位、多维度考核,通过全面评价护理人员工作的整体水平,使护理人员获得多种角度的反馈,便于清楚地知道自己的不足、长处与发展需求,有助于主动、积极提升全方面的能力。

$$护士个人绩效 = 夜班津贴 + 工作量津贴$$

四、夜班津贴

(一)夜班岗位

夜班岗位划分为三类:见表1-2-1。

表1-2-1 护理单元工作负荷分级标准

工作负荷等级	分类标准
甲级科室	工作量大,风险高,危重病人多
乙级科室	工作量较大,风险较高,有危重病人
丙级科室	工作量一般,风险一般,危重病人不多

(二) 护理人员夜班津贴

护理人员夜班津贴 = 夜班津贴(元/个) × 夜班考核成绩/100 × 夜班天数

(三) 各护理单元工作负荷分级及夜班津贴

护理单元工作负荷分级及夜班津贴见表1-2-2。

表1-2-2 护理单元工作负荷分级及夜班津贴

工作负荷等级	数量	科室	后夜夜班津贴(每个)	前夜夜班津贴(每个)
甲级科室	5	急诊科、中心ICU、胸外ICU、神经科、新生儿病房	100元	50元
乙级科室	21	儿科、肾内科、血液科、消化科、呼吸一科、呼吸二科、妇科、爱婴病房、产科、普外科、骨科、乳腺外科、血管外科、泌尿科、手术室、心内一、心内二、心内三、胸一科、胸二科、血透室	80元	40元
丙级科室	12	内分泌、五官科、眼科、胸手术室、干二、干三、干四、干五、干六、儿科门诊、注射输液室、急诊综合病房、感染科、临床护理支持中心	60元	30元

注:甲类科室、开展"责任制整体护理"排班模式的乙级科室夜班津贴为前夜 + 后夜夜班津贴。

五、工作量津贴

工作量津贴=科室平均绩效×绩效系数×绩效点数×护理质量/100

(一)护理人员绩效系数、点值指标

见表1-2-3和表1-2-4。

表1-2-3 护理人员绩效系数

年资	绩效系数
3~6个月	0.30
6个月至1年	0.50
1~2年	0.70
2~3年	0.8
≥3年	1.00

表1-2-4 护理人员绩效点值

护士层级	绩效点值
助理护士	0.6
一级护士	1.0
二级护士	1.05
三级护士	1.10
专科护士	1.2

(二)护理质量

1. 责任护士护理质量 责任护士护理质量=技术难度分值

×20％＋患者评价×20％＋科室护理质量管理小组评价×30％＋医师评价×15％＋护士间评价×15％

2. 其他班次护士护理质量　其他班次护士护理质量＝技术难度分值×20％＋科室护理质量管理小组评价×50％＋医师评价×15％＋护士间评价×15％。

具体评分细则见表1－2－5至表1－2－11。

表1－2－5　护士技术难度分值

护理人员	项目(每人月)		绩效分值(分)
责任护士 (护理组长)	特级护理		1.0分
	一级护理	病危	0.8分
		病重	0.6分
		普通	0.4分
	二级护理		0.2分
	三级护理		0.1分
其他班次(白班)			取当日责任护士平均分值
其他班次(夜班)			取当日责任护士平均值1.3倍

表1－2－6　患者对责任护士服务质量评价表

1. 请写出您的责任护士的姓名：_____		
2. 责任护士在您入院时是否热情主动为您服务,并介绍病区环境和相关事项	是	否
3. 您的床单元有污渍时,责任护士是否为您更换	是	否
4. 责任护士是否向您说明疾病、用药、检查化验、饮食、休息、康复锻炼的相关知识	是	否
5. 责任护士是否能够及时应答您的呼叫或求助	是	否

6. 您输液期间,责任护士能否经常巡视,观察您的病情变化,并及时为您解决需求	是	否
7. 在您卧床或生活不能自理期间,护士是否帮助或协助您完成基本生活需求(如送水、洗脸、漱口、翻身等)	是	否
8. 当您遇到问题和困难告诉护士时,是否能得到护士的帮助和指导	是	否
9. 责任护士为您做治疗时,操作是否熟练,是否能随时为您做好隐私保护	是	否
10. 您对责任护士所做的出院指导是否满意	是	否
11. 您对责任护士的服务总体满意程度:非常满意　满意　一般　不满意		

注:护理服务患者评价表100分,其中:①第1~10项总分30分,每项工作不到位扣3分;②第11项总分50分,非常满意50分,满意45分,一般35分,不满意25分;③发生一次投诉扣5分,该项总分20分;④根据调查患者数量取平均值,即为责任护士该项分值。

表1-2-7　科室护理质量管理小组对责任护士服务质量评价表

评价指标	评价标准	分值
德勤 (20分)	服从管理及工作安排,按时、按质完成各项工作	5
	服务态度好,对病人服务耐心、周到,无有效投诉	5
	仪表、着装规范,挂牌服务	5
	认真执行请示、报告制度,发生护理不良事件及时报告	5
工作态度 (10分)	认真履行岗位职责,认真执行各项规章制度、护理操作程序、临床护理实践指南	5
	遵守劳动纪律,无脱岗、旷工、迟到、早退	5

续表

评价指标	评价标准	分值
工作质量 （40分）	认真完成基础护理，无护理并发症、护理不良事件发生	5
	履行告知义务，与病人保持有效的沟通，注意保护病人隐私	5
	专科护理符合护理常规	5
	核心制度（分级护理、查对、值班与交接班、安全输血）落实到位	5
	熟练掌握患者"十知道"	5
	护理书写客观、真实、及时准确反映病情变化，无提前书写；无涂改	5
	做好入院、术前、术后、出院病人健康教育工作；宣教有阶段性、针对性	5
	执行无菌技术操作、消毒灭菌、消毒隔离制度	5
培训、考核 （20分）	按要求参加护理部、科室组织的业务学习、培训	10
	按要求参加三基、专科理论、操作考试，并考核合格	5
	认真完成实习、进修带教任务	5
团队精神 （10分）	团队协作好（医护、护护之间）	10

表1-2-8 医师对护士服务质量评价表

评价指标	评价标准		分值
工作态度 (15分)	认真履行岗位职责		5
	认真执行各项规章制度、护理操作程序、临床护理实践指南		10
工作质量 (70分)	基础护理	认真完成基础护理,无护理并发症、护理不良事件发生	10
		患者各种管道通畅、固定妥当、标识清楚,按要求管理各种管道,引流瓶、袋放置妥当	5
		病人卧位舒适、安全、保持功能位,符合治疗要求	5
	专科护理	病情观察及时到位,按照"分级护理"要求巡视输液患者,发现问题立即报告并妥善处理	10
		客观记录患者病情,真实、及时、准确反映病情变化及治疗护理要点	5
	医护合作	执行医嘱及时、到位	10
		及时与医疗组长沟通,护理措施到位	5
		与病人保持有效的沟通	5
	康复、健康指导	主动为患者提供心理与健康指导、出院指导、健康促进等知识	10
		患者知晓健康教育相关内容	5
团队精神 (15分)	团队协作好		15

注:同时可用作医师对其他班次护士评价用表。

表1-2-9 责任护士服务质量护士间评价表

评价指标	评价标准		分值
工作态度（15分）	认真履行岗位职责		5
	认真执行各项规章制度、护理操作程序、临床护理实践指南		15
工作质量（70分）	基础护理	认真完成基础护理,无护理并发症、护理不良事件发生	10
		患者各种管道通畅、固定妥当、标识清楚,按要求管理各种管道,引流瓶、袋放置妥当	5
		患者安全防护措施到位(床栏、约束带、警示标识)	5
	专科护理	病情观察及时到位,按照"分级护理"要求巡视输液患者,发现问题立即报告并妥善处理	10
		客观记录患者病情,真实、及时、准确反映病情变化及治疗护理要点	10
	医护合作	执行医嘱及时、到位	5
		核心制度(分级护理、查对、值班与交接班、安全输血)落实到位	10
		执行无菌技术操作、消毒灭菌、消毒隔离制度,防止医院感染	5
	康复、健康指导	主动为患者提供心理与健康指导、出院指导、健康促进等知识	5
		患者知晓健康教育相关内容	5
团队精神（15分）	团队协作好		15

表1-2-10 科室护理质量管理小组对_____班次护理质量评价表

评价指标	评价标准	分值
德勤 (20分)	服从管理及工作安排,按时、按质完成各项工作	5
	服务态度好,对病人服务耐心、周到,无有效投诉	5
	仪表、着装规范,挂牌服务	5
	认真执行请示、报告制度,发生护理不良事件及时报告	5
工作态度 (10分)	认真履行岗位职责,认真执行各项规章制度、护理操作程序	5
	遵守劳动纪律,无脱岗、旷工、迟到、早退	5
工作质量 (40分)	科室根据各班次岗位职责进行评价,综合评定	40
培训、考核 (20分)	按要求参加护理部、科室组织的业务学习、培训	10
	按要求参加三基、专科理论、操作考试,并考核合格	5
	认真完成实习、进修带教任务	5
团队精神 (10分)	团队协作好(医护、护护之间)	10

表1-2-11 护士对_____班次护理质量评价表

评价指标	评价标准	分值
工作态度 (20分)	认真履行岗位职责	10
	认真执行各项规章制度、护理操作程序	10
工作质量 (60分)	科室根据各班次岗位职责进行评价,综合评定	60
团队精神 (20分)	团队协作好	20

(三) 护理质量考核结果

1. 考核等级：考核成绩在90分以上为优；80～90分为良；80分以下不合格。

2. ≥90作为年终评优依据。

六、绩效分配办法

1. 科室护理人员绩效考核小组于次月5日前汇总"患者、护士长、医师、护士间"评价结果，对护理人员实施绩效分配。

2. 科室护理人员绩效考核小组参考《护理人员奖惩制度》，自行拟定激励、惩罚措施。

3. 聘用、见习护理人员基本奖金参照《昆明市延安医院合同制职工及见习毕业生管理规定(延医政字[2011]59号)》《昆明市延安医院合同制职工工资和绩效分配细则》执行，绩效方式与编制内护理人员相同，各科室可根据实际情况作补充规定。

第三节　肿瘤内科护士岗位职业防护制度

护士在执行医疗护理活动过程中存在诸多的不安全因素，是发生职业损伤的高危群体。我院根据《护士条例》规定及法律法规制定本制度。

1. 加强对接触化疗药物护士的化疗专科理论培训、自我防护意识的教育，以及化疗防护技能的培训，强化预防观念，严格执行操作规程和安全防护措施，应用多种方法宣传职业安全和防护的重要性与重要意义，提高防护能力。

2. 从决策上重视安全防护，有相应的监督机制，组织和制定严格的防护方案，定期为护士体检，合理安排休假，保护护士的合法权益。

3. 集中对化疗药的配置，避免护士在开放环境下配置化疗药;为病房配置锐器盒、安全留置针、无汞电子血压计及体温计、过床易、防护眼镜等保护性器具,把对护士的损伤减少到最小。

4. 护理人员掌握正确的自我防护技术,定期进行职业防护知识培训,操作时严格遵守安全操作程序。

5. 处理患者的排泄物、分泌物、呕吐物、血液污染的废物时,必须严格遵守消毒隔离技术,戴手套,避免直接接触,操作完毕认真洗手并进行手消毒。

6. 护士在工作中要注意力集中,操作规范熟练,严格执行安全注射原则,避免机械性损伤。

7. 发生针刺伤严格按照医院职业暴露相关流程进行处理上报。

8. 各特殊领域科室根据专科特点制定本科室防护制度,并遵照执行。

第四节　护理人员职业健康监督制度

根据《护士条例》第三章相关规定及卫生部《职业健康监护管理办法》制定本制度。

1. 实行人性化管理,合理配置护理人员,设法改善工作环境,妥善处理人际关系,营造良好的工作氛围,医院为全体在职、在岗护理人员提供免费体检,建立健康职业健康监护档案。依据年龄体检如下:①45岁以上护士(含45岁),每年体检一次;②44岁以下护士,每两年体检一次。

2. 关注护士心理健康,进行心理辅导,调整护士自身心态,使其掌握应对和减轻压力的有效方式,定期举办相关讲座。

3. 从事直接接触有毒有害物质、有感染传染病危险工作的护士,依照有关法律、行政法规的规定有权享受职业健康监护,每年一次免费体检。

4. 对疑似职业病护士应当按规定向卫生行政部门报告,并按照体检机构的要求安排其进行职业病诊断或者医学观察。

5. 对遭受或者可能遭受急性职业病危害的护士,应当及时组织进行健康检查和医学观察。

第二章

肿瘤内科质量与安全管理

第一节 一般工作制度

一、护理人员同工同酬制度

为稳定临床一线护士队伍,保证护士在执业活动中按时获取国家规定的工资报酬,享受相同的福利待遇和社会保险,特制订护理人员同工同酬制度。

1. 同工同酬的条件:"同工同酬",是指用人单位对于从事相同工作、付出等量劳动,并且取得相应劳动成绩的劳动者应支付同等的劳动报酬:①劳动者的工作岗位、工作内容相同;②在相同的工作岗位上付出了与别人相同的劳动工作量;③同样的工作量取得了相同的工作成绩;④不同种族、民族、身份的人同工同酬。

2. 严格执行《中华人民共和国劳动合同法》《护士条例》相关规定,护士执业有获取工资报酬、享受福利待遇、参加社会保险的权利,有获得与其从事的护士工作相适应的卫生防护、医疗保健服务的权利。

(1)护士应享有的福利待遇包括工资、各种津贴以及在生育、疾病、伤残、休假、退休等方面的福利。

(2)建立科学的绩效考核机制,在护理人员队伍中实行"岗高薪高、以岗定酬,同工同酬、绩效工资"的分配制度,护士的收入分配、职称晋升、奖励评优等向临床一线倾斜,做到多劳多得、优绩优酬、同工同酬。

（3）为聘用护理人员建立人事代理和社会保险代理关系，解决聘用护理人员的档案管理、技术职称评审考核、工资福利待遇调整等问题。

3. 护士有按照国家有关规定获得与本人业务能力和学术水平相应的专业技术职务、职称的权利；有参加专业培训、从事学术研究和交流、参加行业协会和专业学术团体的权利。

4. 护士条例有获得疾病诊疗、护理相关信息的权利和其他与履行护理职责相关的权利，可以对医疗卫生机构和卫生主管部门的工作提出意见和建议。

二、护理人员奖惩制度

护理部为表彰优秀，弘扬先进，激励全体护士共同进步，定期对各级护理人员进行考核，评选出各类先进护理单元及个人，并给予精神及物质奖励，奖励方法如下。

（一）奖励措施

1. 代表科室参加院内各项竞赛的奖励酌情奖励 50～200 元。

2. 每季度护理质量考评差错少，受到病人表扬的护士，奖励 200 元。

3. 由护士长安排的临时加班人员，完成应急任务，给予奖励（包括节假日）：每天 100 元，当日工作量双倍核算。

4. 进行工作量的量化，使用"工作量登记本"并兑换到每月奖金，参加微创手术：穿刺活检 30 元/台；介入手术 50 元/台；射频或微波消融 50 元/台。充分体现了多劳多得，调动了工作人员的积极性。

5. 进行夜班工作量的统计，按照工作量给予奖励，充分体现多劳多得。夜班收治患者和接手术患者另外给予奖励。

6. 按照医院规定分配奖金，新来科室无证无奖金人员给予每月200元的补助。

7. 护理危重患者,30元/人/日。

8. 检查出院病历,20元/份。

9. 鼓励护士参加继续教育,提升专业技术水平,根据职称给予补贴。初职护士50元,初级护师100元,中职150元,副高职200元,高职250元。

（二）处罚措施

1. 未按护理级别要求实施护理,扣20元/人。

2. 未完成各班职责,扣50元/班。

3. 出科归档病历缺页,扣50元/份。

4. 出科病历书写有原则性问题的,扣100元/份。

5. 病人投诉,未造成严重后果和护理差错,扣200元。

6. 发生护理差错,根据科室相关规定,由科室质量管理小组会议决定。

7. 发生护理差错拒不承认,伪造说谎者重罚,根据情况给予离岗处罚。

8. 上班脱岗、睡觉、操作治疗错误,提前书写护理记录单,药品混装者重扣。第一次扣当月奖金的30%,第二次扣当月奖金的50%,第三次扣80%,第四次扣100%。

9. 皮肤在科内出现压疮的当事人第一次扣当月奖金的50%,第二次扣100%,当日的责任组长一起扣。

三、护理人员主动报告不良事件奖惩制度

1. 发生不良事件后,当事人要立即向护士长汇报,护士长逐级上报不良事件的发生经过、原因及后果,并登记。

2. 病区护士长及时对事件进行调查,科内组织讨论,分析原因,及时反思制度流程中存在的问题,制定改进措施,在1周内将讨论结果记录在科室缺陷登记本上,并将不良事件相关报表上交

护理部,定期跟踪改进措施的落实。

3. 上报及时,患者处理得当,科室当月质控加分,在护士长会上提出表扬。

4. 如不按规定时间报告,有意隐瞒者,一经发现扣除科室当月科室质控分,扣除当事人聘后考核分,扣除病区护士长考核分,扣除科护士长考核分。

5. 护理部不定期组织质量管理委员会成员对科室制定的措施、流程进行评估及提出处理意见。

四、肿瘤内科病事假管理规定

(一)范围

1. 本制度规定了职工病假、事假管理的有关条例。

2. 本制度适用于肿瘤科在岗的编制、合同制、见习医护人员。

(二)规范性引用文件

1. 延医政字(2003)第24号文件《关于计划生育各种假期管理规定》。

2. 延医政字(2008)第10号文件《昆明市延安医院关于职工各种假期及待遇的管理规定》(经院职代会六届十一次会议讨论通过)。

3. 延医政字(2013)第3号文件《昆明市延安医院关于加强职工病假管理的规定》。

(三)术语

1. 病假 在劳动法规上称作"医疗期",医疗期是指职工因患病或非因工负伤,停止工作治疗休息不得解除劳动合同的时限。

2. 事假 职工因个人私事原因向医院请的假期。

(四)病、事假请假流程

1. 病假:凭临床医生开具的病假证明或住院证明(须由各临床专科科室主任、副主任、保健医师审核签字)→职工保健办核准

→连续病休超过2周,第3周起需到主管部门审批(医务处、护理部、人力资源处,特殊情况者由主管部门报院部审批)→人力资源处审核备案。

2. 事假:个人书面假期申请→科主任或护士长同意签字→主管部门审批(15天以上或特殊情况者,由主管部门报院部审批)→人力资源处备案。

3. 中层干部请病、事假的流程按中层干部外出请假管理办法执行,住院证或医疗证明经门诊办审核后,由分管院长或院长审批,报院办备案。

(五)病假、事假的有关待遇

1. 每月病假>4天,根据职工病、事假工资发放标准执行。

2. 事假最长不得超过2个月;一年内请事假累计20天以上,不享受当年年休假。

3. 当年病、事假累计未超过本人应休假天数,在安排年休假时,用年休假冲抵,已享受年休假,又请病假或事假的,用次年的年休假冲抵,一天年休假冲抵一天病假或事假。

4. 按照医院相关规定,全年病、事假累计超过3个月,不得推荐申报晋升职称。

5. 凡当年病假累计满3个月或事假累计满1个月,本人所在科室不再保留其岗位,从开始工作之日起到人力资源部报到,由医院根据需要,为其提供一次上岗机会,如不服从可以在院内自主联系,由需要科室报院领导审批同意后方可再次上岗。进行自主联系期间,工资按照现行昆明地区最低工资标准发放。

6. 凡当年病假累计满1个月,从开始工作之日起,当月无绩效分配;凡当年病假累计满2个月,从开始工作之日起,连续2个月无绩效分配;凡当年病假累计满3个月或事假累计满1个月,为其提供一次上岗机会,本人提交书面申请,由科室根据需要安排工作岗位,从开始工作之日起,连续3个月无绩效分配。

7. 其余规定参照医院相关文件和规定。

第二节 肿瘤内科病房管理制度

一、病房管理制度

1. 在科主任的领导下,病房管理由护士长负责,科主任积极协助,全体医护人员参与。

2. 严格执行陪护制度,加强对陪护人员的管理,积极开展卫生宣教和健康教育。主管护士应及时向新住院患者介绍住院规则、医院规章制度,及时进行安全教育,教育患者共同参与病房管理。

3. 病房整洁、舒适、安静、安全,避免噪音,做到走路轻、关门轻、操作轻、说话轻。

4. 统一病房陈设,室内物品和床位应摆放整齐,固定位置,未经护士长同意不得搬动。

5. 工作人员应遵守劳动纪律,坚守岗位。工作时间内必须按规定着装。病房内不准吸烟,工作时间不聊天、不闲坐、不做私事。治疗室、护士站不得存放私人物品。原则上,工作时间不接私人电话。

6. 患者被服、用具按基数配给患者使用,出院时清点收回并做终末处理。

7. 护士长全面负责保管病房财产、设备,并分别指派专人管理,建立账目,定期清点。如有遗失,及时查明原因,按规定处理。管理人员调动时,要办好交接手续。

8. 定期召开工休座谈会,听取患者对医疗、护理、医技、后勤等方面的意见,对患者反映的问题要有处理意见及反馈,不断改进工作。

9. 病房内不接待非住院患者,不会客。值班医生与护士及时清理非陪护人员,对可疑人员进行询问。严禁散发各种传单、广告及推销人员进入病房。

10. 注意节约水电,按时熄灯和关闭水龙头,杜绝长流水、长明灯。

11. 保持病房清洁卫生,注意通风,每日至少清扫两次,每周大清扫一次。病房卫生间清洁、无味。

12. 生活垃圾、医用垃圾分类放置,及时处理。

二、探视与陪护制度

为了患者创造良好的休养环境,预防交叉感染,使医疗护理工作顺利进行,患者早日康复,应严格控制陪护及探视。

1. 探视时间:每天早上7:30~8:30,中午11:30~12:30,下午17:30~18:30。每次2人可进入病房,学龄前儿童不得进入病区。

2. 危重患者家属,可持危重通知单随时探访,三日内有效。如病情重不宜探视者,必须做好解释工作使家属理解。

3. 需要陪伴者,由主管医生决定并开医嘱,护士执行,签发或撤销陪护证。病历上应有记录起始时间。

4. 查房及治疗时间,陪护应离开病房,如须了解病情,待查房结束再向医护人员询问。

5. 陪护和探视人员需遵守病区制度,保持病房清洁、整齐、安静,严禁在病房内吸烟、饮酒。

6. 严禁在病房内洗澡、洗衣服,不能擅自带折叠椅,不在病床上躺卧。

7. 陪护和探视人员必须爱护公物,节约水电,损坏公物按制度赔偿。

三、肿瘤内科日间病房管理制度

"日间病房"是目前国外比较流行的、新型有效的诊疗模式,是根据常见病、多发病患者需要短期住院观察治疗的特点,专为该类患者量身定做的短、平、快式的新型医疗服务。"日间病房"作为一种高效、快捷的医疗服务模式,有利于缩短患者无效住院时间,有效缓解门诊、急诊及病房出现的患者积压,充分提高床位周转率,也有利于畅通急诊-病房绿色通道,减轻患者经济负担,减少病人候床时间,缓解医患矛盾等,同时提高了社会医疗资源的有效利用率,给患者、医院、社会三方都带来了益处。现对设立的日间病房的管理方案作出如下建议。

1. 日间病房是在医院内部介于门诊与住院之间的一个独立的科室,具备住院病房诊疗条件,由多方面专业人员为患者提供检查、治疗和康复等医学服务。实行病房化管理,即实行主任、护士长承担的整体责任制,医师由各科根据收治的病人所属科室进行抽调的多学科交叉融合的管理模式,护理则设置一个完整的护理单元,实行护士长带领下的全程整体护理制度。

2. 收治病人的原则与范围:基本上收治一些病情平稳、诊断明确的慢性病或病情较轻的、诊断不复杂仅需临时处置的急性病患者。如慢性病、放疗、化疗病人,病情需要观察3~5天的急诊病人;病情经3~5天治疗可以出院的日间手术或诊疗的病人;诊断不明确的急诊病人,确诊后立即收入专科病区或转院的病人;有入院指征,暂无法收入院的急诊病人;门诊手术后需观察的病人和其他特殊病人。各临床科室均可收治病人,诊疗上各病人分别由收治科室指派医师查房、开医嘱,实行医生跟着病人走,确保责任落实到位。

3. 医师的设置及培养:拟由一名高级职称医师任科室主任负责全科工作,其余由对口科室调配医师进行医疗工作,要求主诊人员均为主治医师以上水平,同时要加强加快全科医生的培养及促进医师技术的成熟,确保医疗质量。

4. 医疗运行的管理:尽管日间病房医疗力量配备尚且薄弱,

且日间病房收治范围较广、病种多,人员相对不固定,但日间病房仍然按照普通病房的相关制度进行严格管理,严格执行"十四项核心制度",建立以临床路径为指南的标准化诊治流程、病人准入制度、离院评估制度、主诊医生负责制等核心管理制度。住院病历也要按《卫生部病历书写规范》进行书写;遵照正规病房病历管理要求和统一标准通过电子病历进行规范化管理,并由病案室实行验收、保存,纳入正常管理。

5. 日常工作:整个日间病房的管理由科主任统一调配管理,并按病种抽调对口科室的医师共同组成病房的医疗团队,由相关科室的医生对病人的诊治负责,医生每日到日间病房查房、诊治。并由这些医师轮流值正班和副班,夜班由对口科室统一监管,如有病情变化该科的一线医师立即赶到,进行及时处置。病房必须配备齐全的抢救设施,有常见急危重症急救流程,病房内患者一旦出现急危症情况,立即启动该科二、三线医师进行联动应急抢救,实行统一管理与统一调配,达到最高效率。

6. 病房的护理管理模式:完全按照标准病房设置一个完整的护理单元,要配备足额且护理经验较为丰富的护士,实行护士长带领下的全程整体护理制度,为多病种患者提供全程优质的护理服务。

7. 提高诊疗效率,从根本上缩短住院治疗时间,明显降低患者住院费用,优化医疗资源。日间病房对于积极诊治病人、及时书写病历,并能使平均住院日、人均诊疗费用达标,且病案质量达到甲级病案的医生予以一定的奖励。

8. 制定日间手术术前检查和准备内容,检查科室优先安排,化验、检查一般当天可出结果;制定日间手术病人准入标准,术后24小时出院,若不能出院,须转至相关病房。日间手术在费用结算、质量控制等方面参照住院管理率。

9. 日间病房夜间管理存在安全隐患:患者的病情往往是瞬息

万变的,管理中要防止患者晚上突然发病带来的安全隐患和不必要的医疗纠纷。医院日间病房要有严格的病人准入制度和离院评估方法,要针对此类情况制订相应的《患者知情同意书》,在患者办理入住院手续前事先告知患者有关事宜。

10. 实行医护一体化的病房管理模式。实行医护共同交班制,护理组长参与医生查房、死亡讨论和术前讨论以及各种学术活动。由一名具有丰富临床经验的高年资护士和医生组成医护团队进行健康教育,参与检查、病情讨论、诊断及医疗决策,并共同执行临床路径,按时、按质完成各病种的临床路径管理。

11. 畅通信息渠道,建立医护沟通平台。"医生跟着病人走"以及多专科医生跨病区收治病人都使得医护沟通难度加大,病房管理中通过多渠道、多方式建立医护信息沟通平台,防止因多学交叉的混乱所带来的隐患。病房建立"病人信息一览表",必须详细提供每日各亚专业医疗小组病人入院、出院、转科、术后病人、待手术病人等信息。

12. 开展规范、系统的出院随访制度,完善各种形式的预约就诊制度,减少复诊、复入院病人的候诊、候床时间,提高服务效率,方便病人、缓解门诊压力。

13. 设立收治优先权。对于一些床位紧张、候床病人多、候床时间过长的科室,要优先收入日间病房,减轻这些科室的压力,缓解看病难的局面。

四、日间化疗病房工作流程图

见图 2 - 2 - 1。

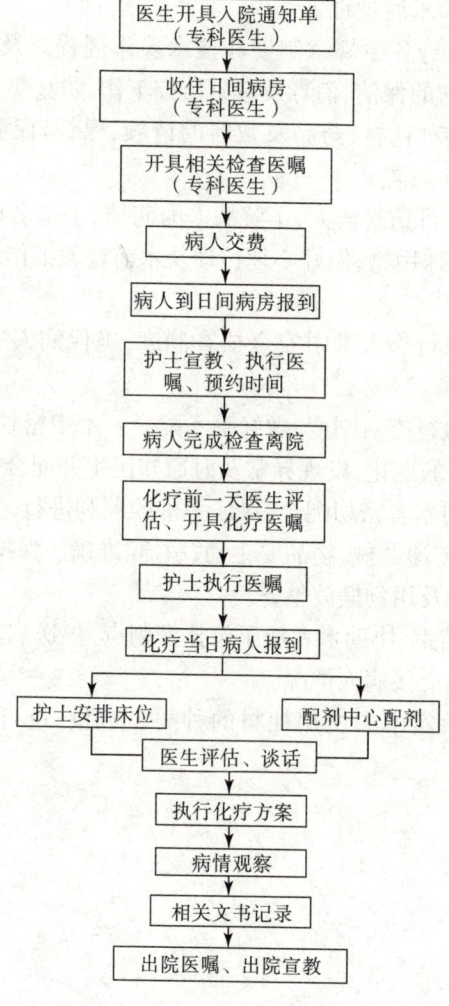

图 2 - 2 - 1　日间化疗病房工作流程图

五、肿瘤内科微创手术工作职责

1. 在护士长的领导下,配合手术医生,负责手术诊疗术前准备、术中配合和术后护理工作。
2. 认真执行各项规章制度和技术操作规程以及无菌技术操作,负责手术间的保洁、消毒及感染监控工作,防止交叉感染。
3. 负责各种耗材、药品及敷料的请领、保管、保养工作,物品做到定位、有序放置。
4. 术前一日访视病人,了解病人的病情、手术名称、手术步骤及术中所需特殊用物,做好心理护理及术前宣教工作,根据需要做好术前准备。
5. 认真执行病人术中安全核查制度,确保病人安全,防止差错事故的发生。
6. 严格执行查对制度,做好手术配合。术中密切观察病人病情及生命体征的变化,发现异常及时通知医生并配合抢救。
7. 术中与术者密切配合,保证手术的顺利进行。随时注意手术进展情况,传递器械、物品要主动、敏捷、准确。保持器械车的干净、整洁,器械及用物摆放整齐。
8. 手术结束,协助术者加压包扎穿刺点,护送病人回病房,与病房护士详细交接病人情况。
9. 护士核实术中所用耗材的种类及数量,进行计费和登记工作。

六、肿瘤内科微创手术工作流程

见图 2-2-2。

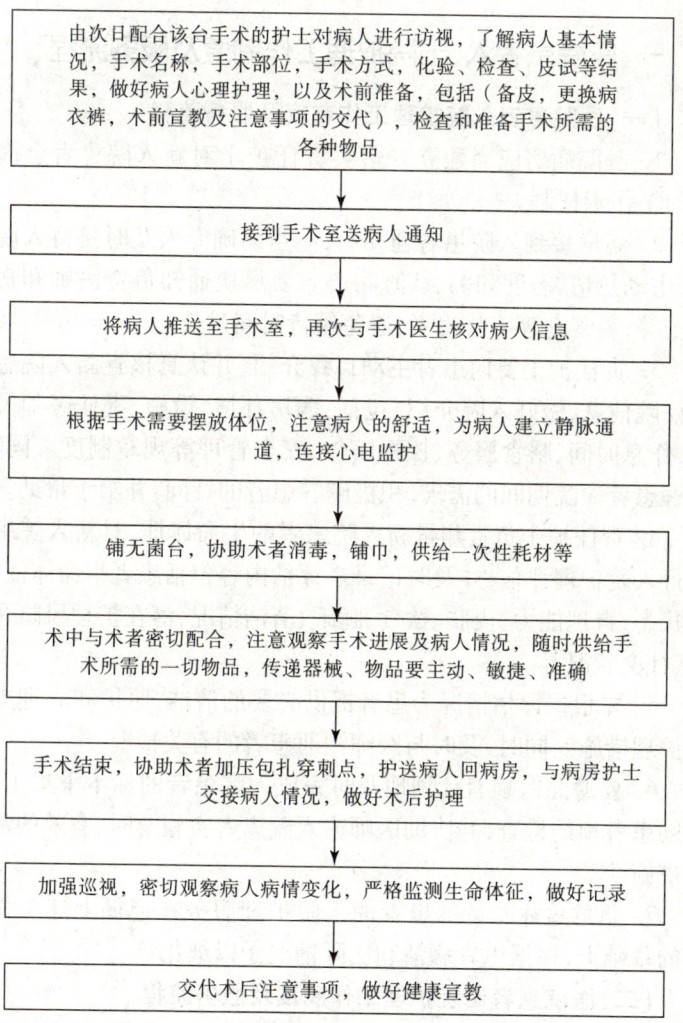

图 2-2-2 肿瘤内科微创手术工作流程图

第三节　肿瘤内科出入院管理流程

一、医院患者入、出院护理工作制度及服务流程

（一）医院患者入院护理工作制度及服务流程

1. 医院病房应当建立并落实责任护士对新入院患者全面负责的工作责任制。

2. 病房接到入院患者通知后，应当明确专人及时接待入院患者，主动热情、态度和蔼、认真耐心。要尽快通知负责医师和责任护士等，妥善合理安排患者，避免等待时间过长。

3. 责任护士要向患者主动自我介绍，并认真核查新入院患者的住院信息，做好入院介绍，包括：病房环境、设施，责任医师及护士，作息时间、膳食服务、探视陪伴、安全管理等规章制度。同时，了解患者住院期间的需求，积极解答患者的疑问，并给予帮助。

4. 责任护士负责测量新入院患者的生命体征，对新入院患者进行入院护理评估，并及时记录。评估内容包括患者生命体征，意识状态，自理能力，皮肤，饮食，睡眠，清洁情况，潜在护理风险及心理、社会状况等。

5. 要根据评估情况为患者提供必要的清洁、照护和心理支持等护理措施。同时，及时与医师沟通患者的有关情况。

6. 要遵照医嘱有计划地及时完成入院患者的标本采集工作，帮助患者预约检查，并协助医师为入院患者实施及时、有效的治疗性措施。

7. 急危重症及特殊患者的入院护理服务在遵循上述工作制度的基础上，根据患者病情和实际情况予以细化。

（二）医院患者出院护理工作制度及服务流程

1. 医院病房应当建立并落实责任护士对出院患者全面负责

的工作责任制。

2. 应当根据出院医嘱,提前通知患者及家属,并详细指导其做好出院准备工作,告知出院流程及注意事项。

3. 要结合出院患者的健康情况和个体化需求,做好出院指导和健康教育工作,健康教育主要内容包括:饮食、用药指导,运动和康复锻炼,复诊时间及流程,居家自我护理及注意事项等,必要时提供书面健康教育材料。

4. 要为出院患者提供必要的帮助和支持,确保患者安全离院。

5. 有条件的医院应当为出院患者提供延续性护理服务,通过电话、短信、上门服务等多种形式提供随访服务。

6. 完成出院患者床单位的清洁、消毒等工作。

二、肿瘤内科患者入院流程

见图2-3-1。

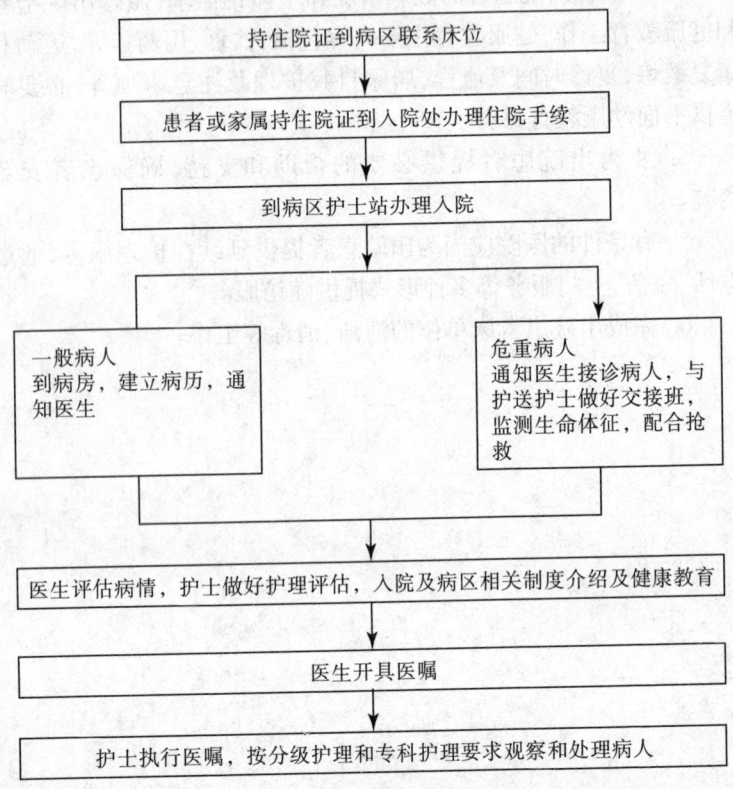

图2-3-1 肿瘤内科患者入院流程图

三、肿瘤内科患者出院流程

见图 2-3-2。

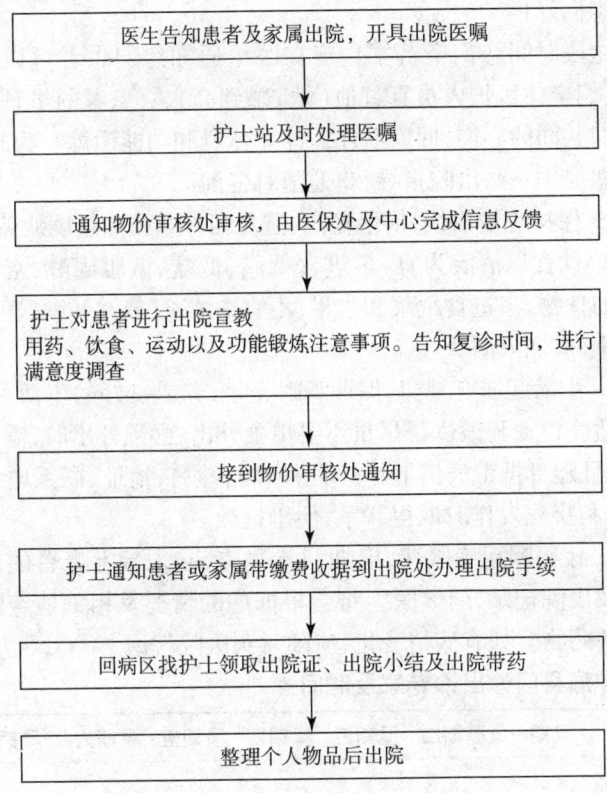

图 2-3-2 肿瘤内科患者出院流程图

四、出院宣教

尊敬的病友及家属们：

您们好！

这段时间您们辛苦了！现在医生通知您们患者可以出院啦，我们全体医护人员真替他(她)感到高兴。患者的早日康复是我们共同的心愿，回家后还需注意休息和功能锻炼。为此，我们为您提供一些出院指导，欢迎随时咨询。

1. 保持心情愉快，情绪稳定，避免精神紧张和过度疲劳。

2. 饮食以清淡为宜，多进食低脂、低盐、低胆固醇、富含维生素的食物，多进食蔬菜和水果，不宜饮浓茶、暴饮暴食，避免过分饥饿，戒烟限酒。

3. 生活起居有规律，保证睡眠充足，养成良好的生活习惯。坚持适度运动和锻炼。尽量不要单独外出，必须外出时，需戴口罩，并且随身携带病情卡片(写明疾病、姓名、地址、联系电话号码)以利疾病发作时取得联系，便于抢救。

4. 按医嘱正确服药，定期门诊复查，必须带上患者的门诊病历及出院记录，门诊医生将会根据您的情况及相关检查情况来调整药物。如有病情变化，应随时到医院就诊。

肿瘤科门诊出诊专家及时间：

	星期一	星期二	星期三	星期四	星期五	星期六	星期日
上午	×××	×××	×××	×××	×××	×××	×××
下午	×××	×××	×××	×××	×××	×××	×××

肿瘤科联系电话：医生办　××××××××
　　　　　　　　护士办　××××××××

肿瘤内科

第四节　护理安全管理

一、肿瘤内科护理安全管理制度

1. 科室应设立突发事件应急处理领导小组,科室领导(科主任和护士长)担任总指挥,负责对科室在治疗用药、输血核对、治疗操作、标本采集、围手术期、护理安全等重点环节的应急情况进行管理。

2. 对于护理工作中重点环节的应急管理应当遵守预防为主原则。

3. 科室应建立重点环节日常监测,做好各个班次的交接班工作。人人知晓科室应急上报流程及应急预案,确保监测与预警系统的正常运行。

4. 任何个人对突发事件不得隐瞒、缓报、谎报或者授意他人隐瞒、缓报、谎报。

5. 科室突发事件应急处理领导小组接到报告后应当组织力量对报告事项进行调查核实,采取必要的控制措施,及时报告调查情况并决定是否启动突发事件的应急预案。

6. 突发事件应急预案启动后科室人员必须及时到达规定的岗位,服从统一指挥、调动。

7. 科室应根据事件的关键环节管理出现的问题,组织相关人员分析、讨论,认真总结原因,对实施中发现的问题及时修订、补充,改进工作。

二、护理不良事件报告和管理制度

1. 各病室建立不良事件登记本,及时登记已发生不良事件的发生经过、原因及后果,护士长应及时组织讨论。

2. 发生不良事件后,要本着患者安全第一的原则,迅速采取补救措施,以减少或消除由于不良事件造成的不良后果,将损害降到最低程度。

3. 发生护理不良事件后,责任人应立即报告护士长,发生严重护理差错事故时由护士长立即口头报告科主任、科护士长、护理部及院级,24小时内上报书面材料。将不良事件发生的原因分析、整改措施、处理意见上交护理部,不得延误或隐瞒。

4. 发生不良事件的单位或个人有意隐瞒、不按规定报告,事后经领导或他人发现,按情节轻重给予严肃处理。

5. 发生严重不良事件事故的各种有关记录、检验报告及造成事故的药品、血液、器械等均应妥善保存,不得擅自涂改、销毁,以备鉴定。

6. 不良事件发生后,科室和病房要组织护理人员进行讨论、分析发生的原因,提高认识、汲取教训、改进工作,并根据情节轻重及对患者的影响,确定不良事件性质,提出处理意见。必要时提请医疗事故鉴定委员会进行鉴定。

7. 为了弄清事实真相,应注意倾听当事人的意见,讨论时要求本人参加,允许个人发表意见。决定处分时,负责人应做好思想工作,以达到教育目的。

8. 护理部应定期组织护士长及有关人员分析不良事件发生的原因,并提出防范措施,不断改进护理管理制度。

三、护理差错事故报告与管理制度

1. 护理部及各科室建立差错、事故登记本。

2. 发生差错、事故后,要积极采取补救措施,以减少或消除由于差错、事故造成的不良后果。

3. 差错、事故发生后,当事人应立即报告护士长,护士长按规定24小时内向科护士长及护理部上报发生差错、事故的经过、原因、后果,并登记。

4. 发生严重差错或事故的各种相关记录、检验报告及造成事故的药品、器械等均应妥善保管,不得擅自涂改、销毁,以备鉴定。

5. 差错、事故发生后,按其性质与情节,分别组织本科室及相关科室护理人员进行讨论,以提高认识,吸取教训,改进工作,同时确定事故性质,提出处理意见。

6. 发生差错、事故的单位或个人,如不按规定报告,有意隐瞒,事后经领导或他人发现,须按情节轻重给予处理。

7. 护理部应定期组织有关人员分析差错、事故发生的原因,并提出防范措施。

8. 为了实现收集、分析、交流、共享安全信息,需要建立"安全文化"的新理念,逐步建立不以惩罚为手段的护理"不良事件自愿报告"机制,促进护理管理系统的持续改进。

9. 对属于"重大医疗过失行为和医疗事故报告规范"内的事件应按医院规定及时报告。

四、患者皮肤压疮预防及报告制度

(一)压疮预防制度

1. 危险因素评估 对患者发生压疮的危险因素进行评分。

2. 压疮的预防 患者住院期间积极消除诱发因素,护士工作中做到"六勤":勤观察、勤翻身、勤按摩、勤擦洗、勤整理、勤更换。每班切实落实防范措施,并对皮肤情况严格交接班。

(1)避免局部组织长期受压:①有压疮危险的患者建立翻身卡,定时翻身;②保护骨隆突处和支持身体空隙处;③正确使用石膏、绷带及夹板固定。

(2)避免摩擦力和剪切力的作用。

(3)避免局部潮湿等不良刺激。

(4)促进局部血液循环:①对长期卧床患者,每日进行全范围关节运动,维持关节的活动性和肌肉紧张,促进肢体血液循环,减少压疮的发生;②经常检查、按摩受压部位,定期为患者温水擦浴、全身按摩。

(5)改善机体营养状况,在病情允许情况下,摄入高蛋白、高热量饮食,必要时输血、血浆或人体白蛋白。同时应补给足够的矿物质和维生素,尤其是维生素 C,以增强机体抵抗力和组织修复能力。不能进食的患者就考虑由静脉补充。

(6)健康教育:向患者及家属介绍压疮的发生、发展及预防。

3. 治疗护理的一般知识

(1)发现有皮肤压红等压疮先兆及时处理:翻身后受压部位用赛肤润按摩受压部位。

(2)早期运动:对长时间处于被动体位的患者,视全身情况开始进行独立的功能性上肢运动,能促进血管功能恢复,预防压疮的发生。

4. 建立申报制度　入院时已发生压疮或评估压疮难以避免时,填写"压疮发生报告"或"难免压疮申请表"。由主管护士评价,压疮危险因素评分法13分以下,必须报告护士长,护士长审核后上报护理部。

(二)压疮报告处理制度

1. 各科室设压疮情况登记本,凡有压疮发生需及时登记,并及时查找原因,制定护理措施。

2. 院内发生或发现院外带入压疮(Ⅲ度),须报告临床科室护士长、科护士长,并在 24 小时内口头报告护理部;其他院外带入压疮(Ⅰ度、Ⅱ度),需与 72 小时内填写压疮报告表上护理部。

3. 填写压疮报告表:需描述压疮的部位、大小、深浅、分度、院外发生还是院内发生;制定相应的护理措施,科护士长填写检查意见,并于 72 小时内上报护理部。

4. 对院内或院外发生的压疮,均要及时在"住院患者皮肤压疮评估与防治记录单"上记录。

5. 护理部负责到科室核查并记录。如科室隐瞒不报,一经发现按护理质量管理相关规定处理。

6. 对有可能发生压疮的高危患者,科室填写皮肤情况跟踪表,积极采取预防措施,密切观察皮肤变化,及时准确记录。

7. 患者转科时,皮肤情况跟踪表交由转入科室继续填写。

8. 患者出院或死亡后,将此表及时归入病历保存及上交护理部。

9. 难免压疮,实行三级报告制度。

(1) 申报条件:以强迫体位如骨盆骨折、高位截瘫、生命体征不稳定、心力衰竭等病情严重,医嘱严格限制翻身为基本条件,并存在大小便失禁、高度水肿、极度消瘦3项中的1项或几项可申报难免压疮。

(2) 申报程序:科室护士长根据申报条件向护理部书面报告难免压疮病例,护理部和医院压疮防治指导小组成员到临床科室核实,批准后登记在册。

(3) 跟踪处理:对批准的病例由指导小组组织院内会诊,制定预防措施,护士长根据患者具体情况组织实施。指导小组每周1~2次查房听取护士长汇报,对护理措施及其患者具体情况组织实施指导,小组每周1~2次查房听取护士长汇报,对护理措施及其效果进行评估,及时纠正、调整预防措施。

五、患者坠床与跌倒报告制度及防范措施

1. 对于有意识不清并躁动不安的患者,应加床挡,并有家属陪伴。

(1) 加强护理人员教育和培训,增强对高危患者评估及预防策略的意识。

(2) 建立患者跌倒(坠床)预防及处理流程。

(3)加强患者和家属的教育,包括跌倒危险、最大伤害及安全活动注意事项方面的教育。指导高危患者改变体位时动作要缓慢。

(4)入院指导明确,让患者熟悉床单位和病房的设置,知道如何得到援助。

(5)通过示范确定患者及家属能正确使用呼叫系统。

(6)指导家属将床周围的用品整理好,保持过道畅通无障碍。

(7)提供光线良好的活动环境。夜晚巡视高危患者时,不要让病房太暗,打开夜灯或卫生间的灯。

(8)将常用物品置于病人视野内且易于拿取的地方。便器应倒空并置于适当位置。

(9)责任护士或夜班护士对有高危情况(有跌倒史,意识障碍,65岁以上老年人,服用镇静剂、降压药等)的入院病人按跌倒评分表进行评分,评分大于4分填写评分表,护理文书中有记录,提示患者有跌倒的危险,落实预防措施。并根据病人情况进行动态评估持续追踪,强化教育。

(10)将评估情况告知家属并签名,留陪护监管。发放健康处方,做好相关指导。

(11)注意环境安全,走廊和洗手间设防滑标记。

(12)教会轮椅、助行器的使用方式,使用轮椅或上下床注意脚轮的固定,患者下床应搀扶。

(13)高危患者卧床需拉起离家属远侧的栏杆,勿拉起两侧栏杆,以免妨碍患者离床活动。但对于意识不清、麻醉后未清醒及年老者等,应拉起两侧床栏且固定好。

(14)在住院一览卡右上角做好三角标记,床头卡上插警示标志,在提示栏内写清高危患者床号。

2.对于极度躁动的患者,可应用约束带实施保护性约束,但要注意动作轻柔,经常检查局部皮肤,避免对患者造成损伤。

3. 在床上活动的患者，嘱其活动时要小心，做力所能及的事情，如有需要可以让护士帮助。

六、医嘱执行制度

1. 医嘱必须由在本院拥有两证（医师资格证和执业证）和处方权的医师开具方可执行，医生将医嘱直接写在医嘱本上或电脑上，为避免错误，护士不得代录医嘱。

2. 执行医嘱的人员必须是本院具备注册护士资格的人员，其他人员不得执行。

3. 医生在计算机上下达医嘱后，护士应查对医嘱内容的正确性及开始的执行时间，严格执行医嘱，不得擅自更改。对临时医嘱必须在规定的时间 15 分钟内执行。如发现医嘱中有疑问或不明确之处，应及时向医师提出，明确后方可执行。必要时护士有权向上级医师及护士长报告，不得盲目执行。因故不能执行医嘱时，应当及时报告医师并处理。

4. 病区办公室护士负责打印医嘱执行单，并交由管床的责任护士核对执行，责任护士执行医嘱后，在医嘱执行单上签署执行时间和姓名。

5. 在执行医嘱的过程中，必须严格遵守查对制度，以防差错和事故的发生。执行医嘱时须严格执行床边双人查对制度。

6. 一般情况下，护士不得执行医师的口头医嘱。因抢救急危患者需要执行口头医嘱时，护士应当复诵一遍无误后方可执行。抢救结束后，护士应及时在医师补录的医嘱后签上执行时间和执行人姓名。

7. 凡需下一班执行的临时医嘱，应向有关人员交代清楚，做好标本容器、特殊检查（如禁食、术前用药）等准备，并在交班报告中详细交班。

七、导管安全管理

流程见图 2-4-1。

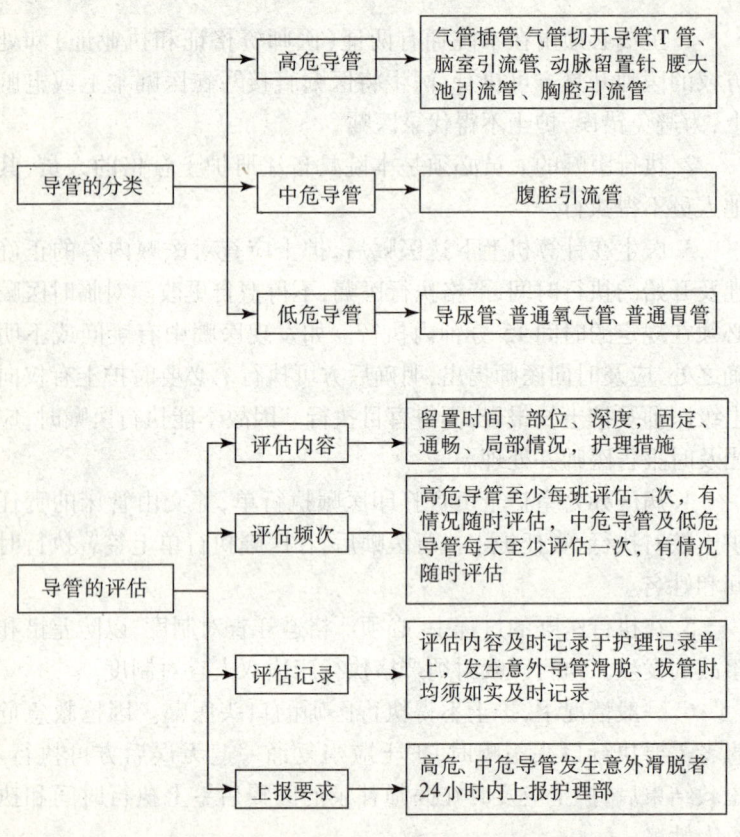

图 2-4-1 肿瘤内科导管的安全管理流程图

八、查对制度

(一)医嘱查对制度

1. 医嘱经双人查对无误方可执行,每日必须总查对医嘱一次。

2. 转抄医嘱必须写明日期、时间及签名,并由另外一人核对。转抄医嘱者与查对者均须签名。

3. 临时执行的医嘱,需经第二人查对无误方可执行,并记录执行时间,执行者签名。

4. 抢救病人时,医师下达口头医嘱,执行者须大声复述一遍,然后执行。抢救完毕,医生要补开医嘱并签名。安瓿留于抢救后再次核对。

5. 对有疑问的医嘱必须询问清楚后,方可执行和转抄。

(二)服药、注射、输液查对制度

1. 服药、注射、输液前必须严格执行"三查八对"。三查:摆药后查;服药、注射、处置前查;注射、处置后查。八对:对床号、姓名、药名、剂量、浓度、用法、用药时间、药物剂量。

2. 备药前要检查药品质量,水剂、片剂注意有无变质,安瓿、注射液瓶有无裂痕;密封铝盖有无松动;输液袋有无漏水;药液有无浑浊和絮状物。过期药品、有效期和批号如不符合要求或标签不清者,不得使用。

3. 备药后必须经第二人核对,方可执行。

4. 易致过敏药物,给药前应询问有无过敏史;使用毒、麻、精神药物时,严格执行《医疗机构麻醉药品、第一类精神药品管理规定》(卫医药[2005]438号文件)。护士要经过反复核对,用后安瓿及时交回药房;给多种药物时,要注意有无配伍禁忌。同时,护理部要协同医院药事部,根据药物说明书,规范及健全皮试药物操作指引及药物配伍禁忌表。

5. 发药、注射时，病人如提出疑问，应及时检查，核对无误后方可执行。

6. 输液瓶加药后要在标签上注明药名、剂量并留下安瓿，经另一人核对后方可使用。

7. 严格执行床边双人核对制度。

(三) **手术病人查对制度**

1. 手术室与病区间交接患者时，双方确认手术前准备皆已完成，主动邀请患者参与与确认。手术室护士要与病房责任护士或组长一起，根据"术前准备单"查对患者术前准备落实情况，包括科别、住院号、床号、姓名、手腕带、性别、年龄、诊断、手术名称及部位（左右）及其标志、术前用药、输血前九项结果、药物过敏试验结果与手术通知单是否相符，手术医嘱所带的药品、物品（如CT、X线片）。评估病人的整体状况及皮肤情况，询问过敏史。

2. 手术护士检查准备手术器械是否齐全，各种用品类别、规格、质量是否符合要求。病人体位摆放是否正确，尽可能暴露术野，防止发生坠床和压疮。

3. 手术人员（手术医师、麻醉师和手术护士）手术前要根据"手术安全核对单"再次核对科别、住院号、床号、姓名、手腕带、性别、年龄、诊断、手术部位、麻醉方法及用药、配血报告等。在麻醉、手术开始实施前，实施"暂停"程序，由手术者、麻醉师、洗手/巡回护士在执行最后核对程序后，方可开始实施麻醉、手术。

4. 洗手护士打开无菌包时，查包内化学指标卡是否达标，凡体腔或深部组织手术，手术前和术毕缝合前洗手护士和巡回护士都必须严格核对，共同唱对手术包内器械、大纱垫、纱布、缝针等数目，并由巡回护士即时在手术护理记录单记录并签名。术前、术后包内器械及物品数目相符，核对无误后，方可通知手术医师关闭手术切口，严防将异物留于体腔内。

5. 手术切除的活检标本，应由洗手护士与手术者核对，建立标本登记制度,专人负责病理标本的送检。

(四)输血查对制度

依据卫生部《临床输血技术规范》的要求,制订抽血交叉配备查对制度、取血查对制度、输血查对制度。输血查对制度通过"输血安全护理单"组织实施。

1. 抽血交叉配血查对制度

(1)认真核对交叉配血单,患者血型验单,患者床号、姓名、性别、年龄、病区号、住院号。

(2)抽血时要有2名护士(只有一名护士值班时,应由值班医师协助),一人抽血,一人核对,核对无误后执行。

(3)抽血(交叉)后须在试管上贴条形码,并写上病区(号)、床号、患者的姓名,字迹必须清晰无误,便于进行核对工作。

(4)血液标本按要求抽足血量,不能从正在补液肢体的静脉中抽取。

(5)抽血时对化验单与患者身份有疑问时,应与主管医生、当值高年资护士重新核对,不能在错误化验单和错误标签上直接修改,应重新填写正确化验单及标签。

2. 取血查对制度 到血库取血时,应认真核对血袋上的姓名、性别、床号、血袋号、血型、输血数量、血液有效期,以及保存血的外观,必须准确无误;血袋须放入铺上无菌巾的治疗盘或清洁容器内取回。

3. 输血查对制度

(1)输血前患者查对:须由2名医护人员核对交叉配血报告单上患者床号、姓名、住院号、血型、血量,核对供血者的姓名、编号、血型与患者的交叉相容试验结果。核对血袋上标签的姓名、编号、血型与配血报告单上是否相符,相符的进行下一步检查。

(2)输血前用物查对:检查袋血的采血日期,血袋有无外渗,血液外观质量,确认无溶血、凝血块,无变质后方可使用。检查所用的输血器及针头是否在有效期内。血液自血库取出后勿振荡、勿加温、勿放入冰箱速冻,在室温放置时间不宜过长。

(3)输血时,由两名医护人员(携带病历及交叉配血单)共同到患者床旁核对床号,询问患者姓名,查看床头卡,询问血型,以确认受血者。

(4)输血前、后用静脉注射生理盐水冲洗输血管道,连续输用不同供血者的血液时,前一袋血输尽后,用静脉注射生理盐水冲洗输血器,再继续输注另外一袋。输血期间,密切巡视患者有无输血反应。

(5)完成输血操作后,再次进行核对医嘱、患者床号、姓名、血型、配血报告单,血袋标签的血型、血编号、献血者姓名、采血日期,确认无误后签名。将输血安全护理单(交叉配血报告单)附在病历中,并将血袋送回输血科(血库)至少保存一天。

九、患者身份识别确认制度

1. 严格执行查对制度,准确识别患者身份。护士在进行标本采集、给药、输血(或血制品)及其他护理操作等活动时,应至少同时使用两种患者身份识别方式,如:姓名、年龄、出生年月、性别、床号等。禁止仅以房间或床号作为识别的唯一依据。

2. 对能有效沟通的患者实行双向核对法,即要求患者或近亲属陈述患者姓名,确认无误后方可执行。

3. 对无法有效沟通的患者,如手术(或干细胞采集术、深静脉置管术、血浆置换、单采术、血细胞分离术)患者、抢救、昏迷、神志不清、无自主能力的重症患者,必须使用腕带。在各诊疗操作前除了核对床头卡、医嘱执行单以外,必须核对腕带,以识别患者身份。

4. 填入腕带的识别信息必须经两名医务人员核对后方可使用,若损坏需更新时,需要经两人重新核对。腕带填写的信息字迹清晰规范,准确无误。项目包括:科室、床号、姓名、性别、年龄、住院号等信息。腕带原则上佩戴于病人左手,佩戴时,垫1~2指按紧搭扣,松紧适宜,防止扭曲、勒伤。观察佩戴部位皮肤无擦伤,血运良好。护士长对患者腕带使用情况进行监督和检查。

5.在实施任何有创诊疗活动前,实施者应亲自与患者(或家属)沟通,作为最后确定的手段,以确保对正确的患者实施正确的操作。

6.需进行手术(或干细胞采集术、深静脉置管术、血浆置换、单采术、血细胞分离术)的患者,护士应严格执行患者身份识别的流程,对患者姓名、年龄、科室、住院号等信息进行确认。手术室与科室交接中重点环节进行准确的有效核对,做好交接登记。

7. 患者转科交接时,至少同时使用两种患者身份识别方式,做好转科交接登记。

十、腕带标识制度

1.手术、昏迷、神志不清、无自主能力的危重患者,不同语种的患者,产妇及新生儿,有精神疾病患者及语言或听力障碍患者需佩戴腕带作为身份标识。

2.佩戴腕带前需认真填写患者信息,包括:病人病区、姓名、性别、床号、住院号、年龄、血型、诊断等信息,以保证对病人身份进行准确快速识别。

3.护士在给患者佩戴或更换腕带标识时,必须双人核对病区、姓名、性别、床号、住院号、年龄、血型、诊断等信息。佩戴后应同时注意观察佩戴部位有无擦伤及末梢血运情况。

4.手术或使用过程中如发现腕带损坏或字迹模糊需立即更换。

5.手术患者使用蓝色腕带,回病房麻醉清醒后,由病房护士核对取下。

6.昏迷、神志不清、无自主能力的危重患者,不同语种、有精神疾病及语言或听力障碍的患者使用蓝色腕带。

7. 新生儿男婴用蓝色腕带,女婴用红色腕带。腕带上注明母亲的病区、床号、住院号、姓名及新生儿的性别和体重。

8. 患者转床、转科时,必须及时更新腕带信息,并做到两人核对,确保患者身份识别信息与腕带信息一致。

9. 在病人住院治疗期间,值班、护理和工作人员应经常检查病人腕带标识,确保病人随时佩戴,确保病人腕带标识上记载的信息足够清晰并可以辨认。

第五节 肿瘤内科应急管理

一、鼻咽癌病人鼻出血的应急预案

1. 要在日常生活中保持鼻咽腔的清洁和湿度,如可以使用盐水冲洗鼻腔,或滴用薄荷液等。

2. 要注意饮食,鼻咽癌有出血症状的患者应多摄入一些凉性食物,如苦瓜、番茄、空心菜、鱼腥草等。同时应忌酒,忌食辛辣、过热的食物。

3. 应避免鼻腔感染,这就要注意纠正用力擤鼻涕、挖鼻孔等不良习惯。

4. 对少量鼻出血的患者,可以用盐水清洗鼻腔;中量出血的患者,可用去甲肾上腺素、0.1%肾上腺素浸润纱条后,轻轻塞入鼻孔堵塞止血;必要时请耳鼻喉科协助鼻腔填塞。

5. 若发现大出血时,应立即平卧,将头偏向一侧,并及时将出血清除,以防止凝固窒息,同时应该紧急通知医师,保持呼吸道通畅。还可在患者鼻上部置冰袋或用手指压住颈外动脉止血,并配合医师行鼻腔堵塞止血,在24~48小时后拔出纱条。但需注意止血后禁止用力擤鼻涕或挖鼻孔,以防止引起再次出血。应急流程见图2-5-1。

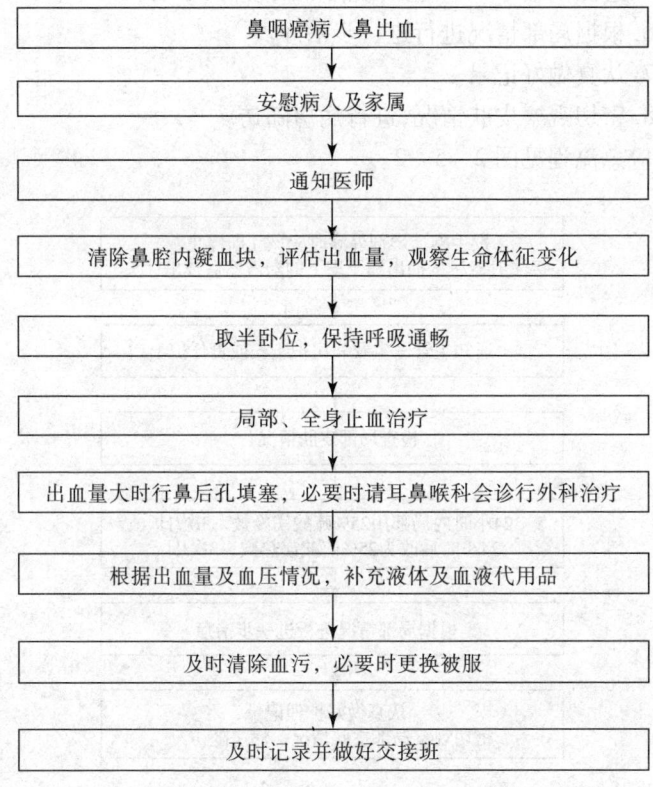

图 2-5-1 鼻咽癌鼻出血应急流程图

二、发生碘造影剂外渗应急预案

1. 发现患者发生碘造影剂外渗时应立即停止。
2. 及时连接注射器尽量抽吸漏于皮下的药液，拔出针头。
3. 立即通知医生及病房护士长或责任护士。
4. 检查皮肤情况。

5. 遵医嘱给予25%硫酸镁局部湿敷,3次/日。
6. 根据局部情况进行进一步治疗。
7. 认真做好记录。
8. 密切观察皮肤情况,进行病房随访。

应急流程见图2-5-2。

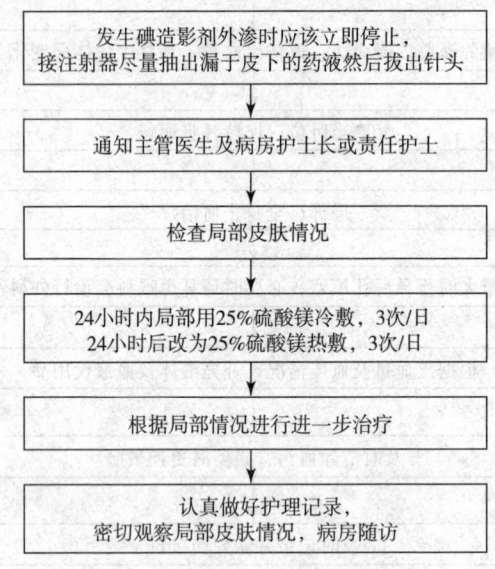

图2-5-2 碘造影剂外渗应急流程图

三、肺癌大咯血的应急预案及流程

1. 嘱患者头低脚高位,轻叩击背部,去除口腔、咽喉血块,立即通知医生。
2. 给予持续低、中流量吸氧,建立静脉通路。
3. 遵医嘱用药止血。
4. 及时补充血容量,纠正休克,做好输血准备,备好呼吸兴奋剂、气管插管等器械,绝对卧床休息,心电监测。

5. 生命体征平稳后,做好基础护理,使病人口腔清洁、床铺清洁干燥,病室安静,空气新鲜。

6. 鼓励病人咳嗽,将残留血块咯出。

7. 抢救结束后6小时内准确记录抢救过程。

应急流程见图2-5-3。

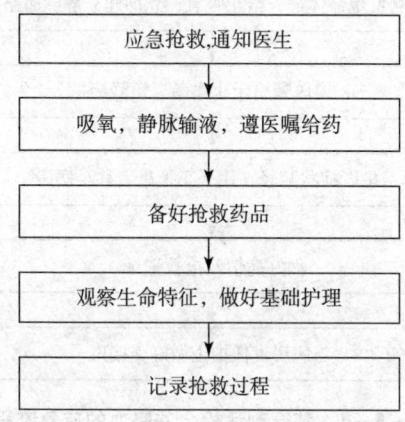

图2-5-3 肺癌大咯血的应急流程图

四、肺穿刺活检合并咯血的应急预案

1. 发现患者穿刺过程中出现咯血时,立即停止操作。

2. 嘱患者平卧,头偏向一侧。

3. 测量生命体征,给予吸氧,立即建立静脉通路。

4. 遵医嘱给予止血药、镇静药。

5. 患者症状减轻,用平车把患者移至病房。

6. 做好病情及抢救记录。

7. 与病房责任护士做好交接班。

应急流程见图2-5-4。

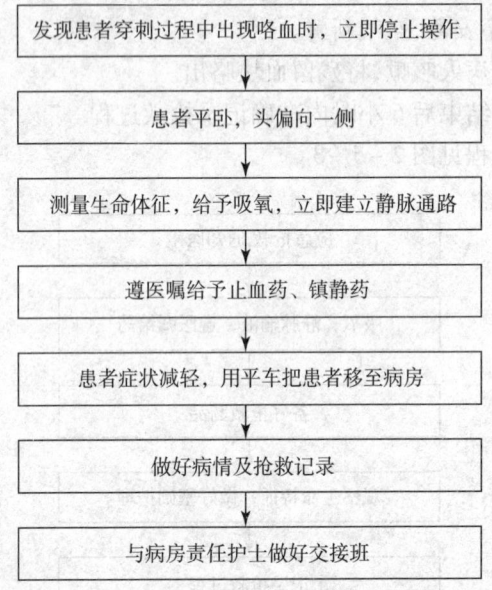

图2-5-4 肺穿刺活检合并咯血的应急流程图

五、封存反应标本的应急预案及程序

1. 患者在医院期间进行输液、输血、注射等治疗时,发生不良后果,要当场将标本保存,注明使用日期、时间、药物名称、给药途径。

2. 疑似由于输液、输血、注射等引起的不良后果时,科室应向医务处(夜间向总值班)报告,同时由护士长报告护理部。

3. 科室医务人员、患者本人或其代理人需共同在场的情况下,对现场实物进行封存。

4. 封存标本需在封口处加盖科室图章,同时注明封存日期和时间。

5.封存标本由医务处保管,晚间及节假日由院总值班保管,次日或节假日后移交医务处。

6.需要进行检验的标本,应当到由医患双方共同指定的、依法具有检验资格的检验机构进行检验。

7.双方无法共同指定检验机构时,由上一级卫生行政部门指定。

8.对封存标本进行启封时,应由双方当事人共同在场。

9.疑似输血引起不良后果,科室要对血液立即进行封存保留,并向医务处汇报,同时通知医院血库,由院方与提供该血液的采供血机构联系。

应急流程见图2-5-5。

六、腹腔引流管滑脱的应急预案

1.如果发现腹腔引流管滑脱,立即协助病人保持合适体位,安慰患者采取必要的紧急措施,覆盖引流口处,通知值班医生。

2.观察病人生命体征,协助医生根据病情采取相应的应对措施。如:立即重新置入引流管;停止引流,处理局部伤口。

3.继续观察病人生命体征,观察引流局部情况,做好护理记录。

应急流程见图2-5-6。

肿瘤内科护理全过程质量控制手册

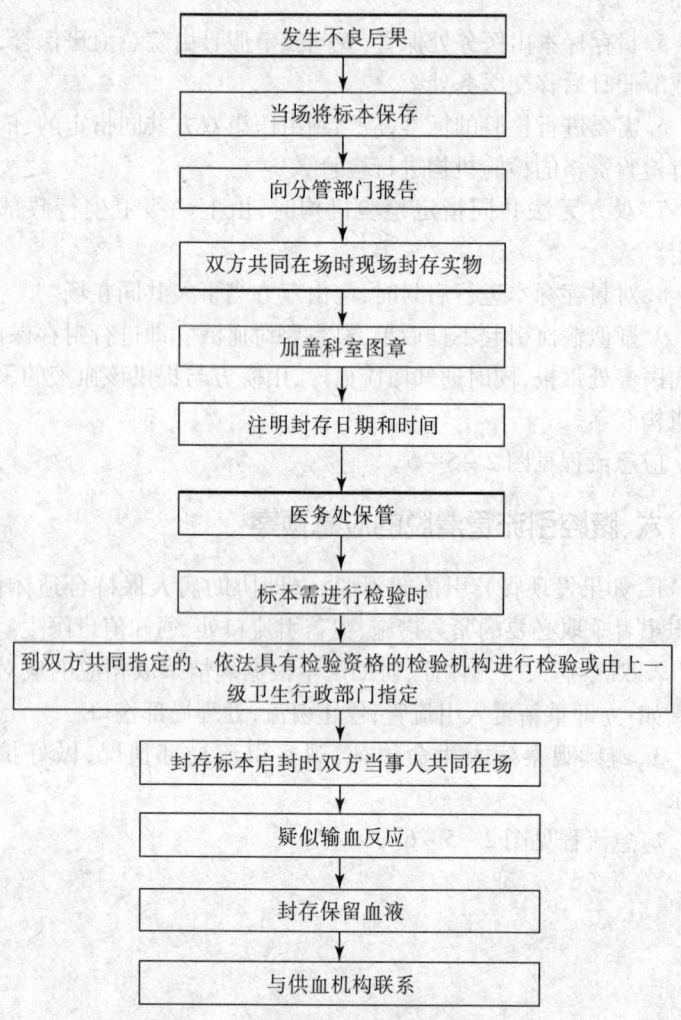

图2-5-5 封存反应标本的应急流程图

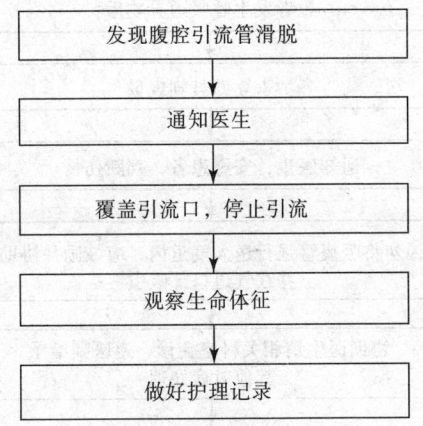

图 2-5-6 腹腔引流管滑脱的应急流程图

七、呼吸道异物应急预案及流程

1. 呼吸道异物发生后,护士立即到床边,请他人呼叫值班医生或管床医生,协助医生参与抢救。

2. 患者发生呛咳时,勿将吸痰管强行送入气道内,应鼓励并协助有效咳嗽,并在气道口部吸引。

3. 请耳鼻喉科医师会诊,采用专科技术将异物取出。

4. 持续吸氧,监护患者生命体征。

5. 安慰患者,在抢救结束后 6 小时内,据实准确记录抢救过程。

6. 待病情完全平稳后,向患者详细了解具体原因,制定有效的预防措施,并交代注意事项,常规做好气管切开术后的护理。应急流程见图 2-5-7。

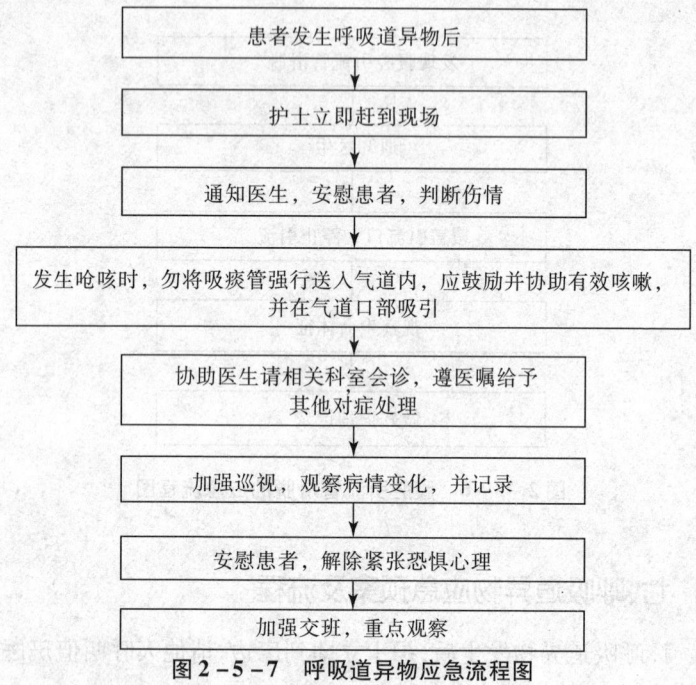

图 2-5-7 呼吸道异物应急流程图

八、患者抽搐应急预案

1. 选择合适的体位。置患者平卧位,解开衣领和腰带,头偏向一侧,以防误吸引起窒息。

2. 保持呼吸道通畅。持续性强直性抽搐的患者,要预防脑水肿。保持呼吸道通畅,防止肺部感染。有严重呼吸困难伴发绀的患者,及时给予氧气吸入。

3. 迅速建立静脉通路,遵医嘱使用药物。

4. 保护患者,防止受伤。使用带护栏的病床,防止患者坠床。必要时用压舌板及纱布垫置于患者上下臼齿之间,以防舌颊咬伤。

5. 保持环境安静,避免不必要的外界刺激。

6. 严密观察病情,并详细记录抽搐与惊厥发作的次数、持续时间、症状及体征,以及应用解痉镇静药的效果。应急流程见图2-5-8。

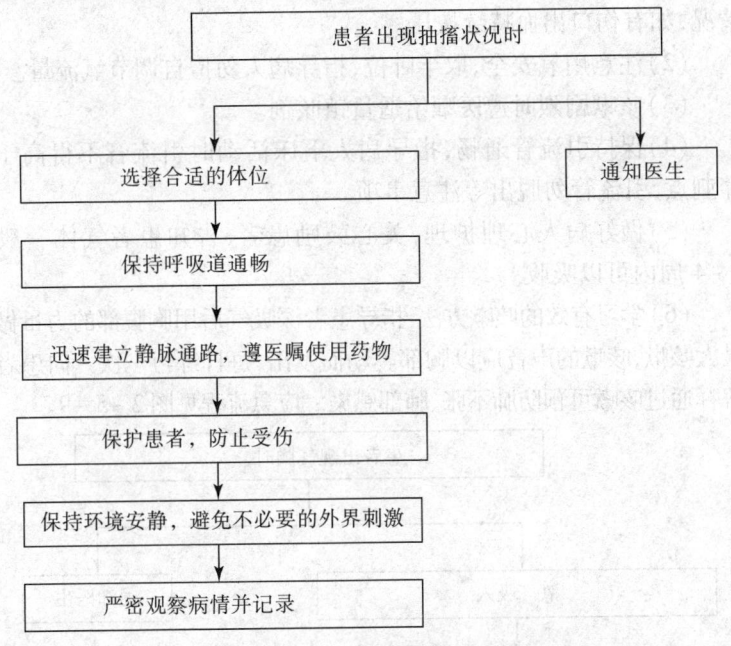

图2-5-8 抽搐应急流程图

九、患者微波消融后气胸的应急预案

1. 术后发生气胸时立即给予吸氧,通知其他医护人员。

2. 用12~16号无菌针头于锁骨中线第二肋穿入胸膜腔,简易放气。首次放气不宜过多、过快,一般不超过800ml。

3. 建立静脉通道,遵医嘱给予镇咳剂、镇痛剂。

4. 准备胸腔闭式引流装置。

5. 观察病人呼吸困难改善情况,观察穿刺点有无出血、渗血以及血压的变化。

6. 病情好转,生命体征逐渐平稳后,指导病人:

(1) 卧床休息,保持室内空气清新。按压伤口,观察伤口出血情况,如有伤口出血持续按压。

(2) 注意用氧安全,取半卧位,指导病人勿擅自调节氧流量。

(3) 咳嗽剧烈时遵医嘱给适量镇咳剂。

(4) 保持引流管通畅,指导病人下床活动时引流管不得高于穿刺点,引流管勿脱出等注意事项。

(5) 做好病人心理护理,关心鼓励患者,告知患者气体一般2~4周内可以吸收。

(6) 学习有效的咳嗽方法,指导患者深吸气后用胸腹部的力量做最大咳嗽,咳嗽的声音应以胸部震动而发出,每日练习三次。向患者解释通过咳嗽可预防肺不张、肺部感染。应急流程见图2-5-9。

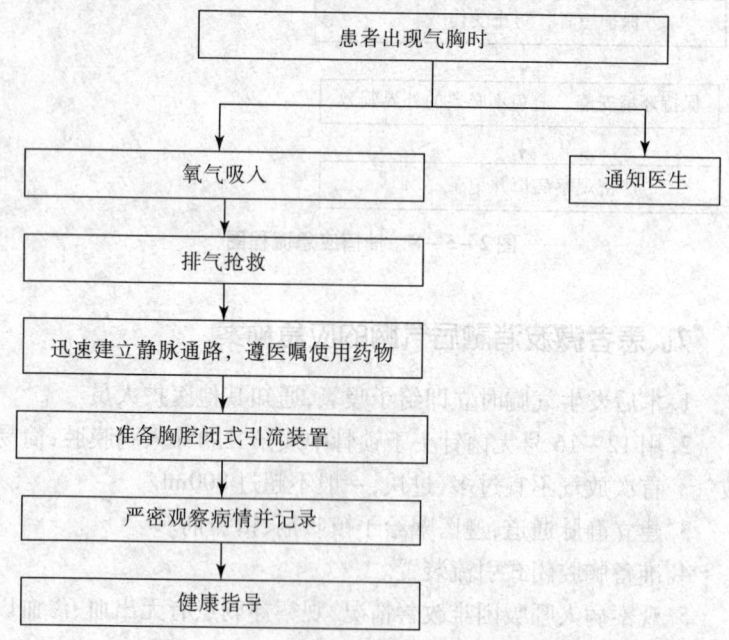

图2-5-9 微波消融后气胸的应急流程图

十、肌肉注射时发生断针的应急预案

1. 通知医生。
2. 医务人员保持镇定,评估患者局部及全身情况,同时稳定患者情绪。
3. 嘱患者保持注射体位不动,勿移动肢体或做肢体收缩动作。
4. 固定局部组织,防止针头断端在患者体内移位。
5. 迅速用无菌止血钳将断端针体夹出,按消毒原则处理创面。
6. 如断端针体已完全埋入体内,协助医生在 X 线下通过手术将针体取出。
7. 评估断针针体,确保患者体内无残留。
8. 保留断针针体,以备再次评估上报。
9. 做好病人的心理护理。
10. 上报科室护士长,记录事件经过及处理过程,协助不良事件上报。应急流程见图 2-5-10。

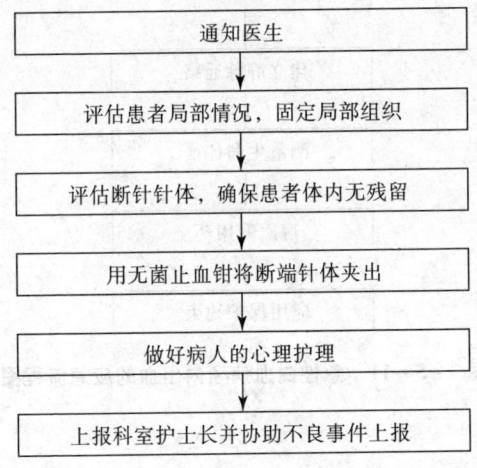

图 2-5-10 肌肉注射时断针的应急流程图

十一、急性白血病致颅内出血的应急预案及流程

1. 严密观察病情变化,观察颅内是否有出血,测量和记录 T、P、R、BP 及瞳孔的变化。
2. 建立静脉通路,必要时建立两条静脉通路。
3. 如患者因颅内压增高而出现惊厥,防止碰伤或摔伤,应用床挡,防止舌咬伤,严密观察病情。
4. 昏迷患者,要保持呼吸道通畅,及时清除呼吸道分泌物,吸氧,遵医嘱给予呼吸兴奋剂。
5. 必要时遵医嘱给予红细胞和血小板输入。
6. 严密观察病情变化,每 15～30 分钟测生命体征一次,给予心电监护。
7. 患者病情稳定后,要准确及时书写护理记录,认真交接班。应急流程见图 2-5-11。

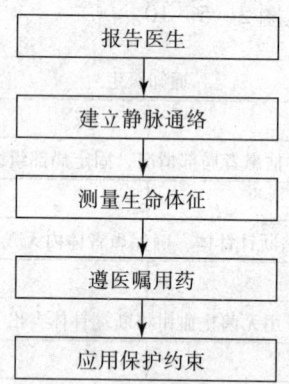

图 2-5-11 急性白血病颅内出血的应急流程图

十二、静脉采血晕针或晕血应急预案

1. 采血过程中,注意观察病情变化,发现晕针或晕血时立即平卧。
2. 给予氧气吸入,以增强脑部供血。
3. 指压人中穴。
4. 口服热开水或热糖水,保暖,数分钟后可自行缓解。应急流程见图 2-5-12。

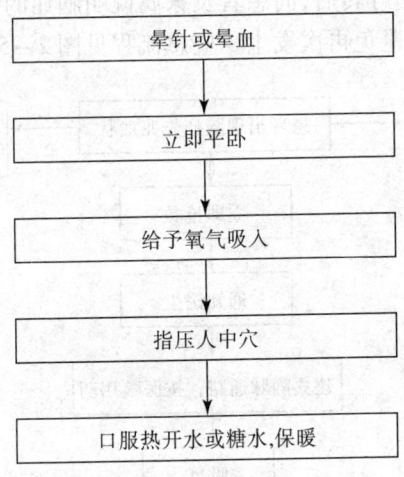

图 2-5-12　晕针或晕血应急流程图

十三、颅内转移癌合并脑疝的应急预案及程序

1. 护理人员发现患者有脑疝先兆症状,如剧烈头痛、喷射性呕吐,应置患者侧卧位或仰卧位,头偏向一侧。烦躁患者应防止坠床,必要时使用约束带。
2. 立即通知医生,迅速建立静脉通道,给脱水、降低颅内压药物。

3.迅速吸氧,严密观察患者瞳孔、意识、呼吸、血压、心率、血氧饱和度的变化,备好吸痰器,及时吸净呕吐物及痰液,心电监护。

4.患者出现呼吸、心跳停止时,应立即采取心肺复苏措施,并遵医嘱给予呼吸兴奋剂及强心剂等药物。

5.头部置冰袋,以增加脑组织对缺氧的耐受性,防止脑水肿。

6.防止压疮,协助翻身,置肢体于功能位,翻身时注意保护头部。

7.患者病情好转后,向患者及家属说明脑疝的病因、诱因及临床表现,尽可能避免再次发生。应急流程见图2-5-13。

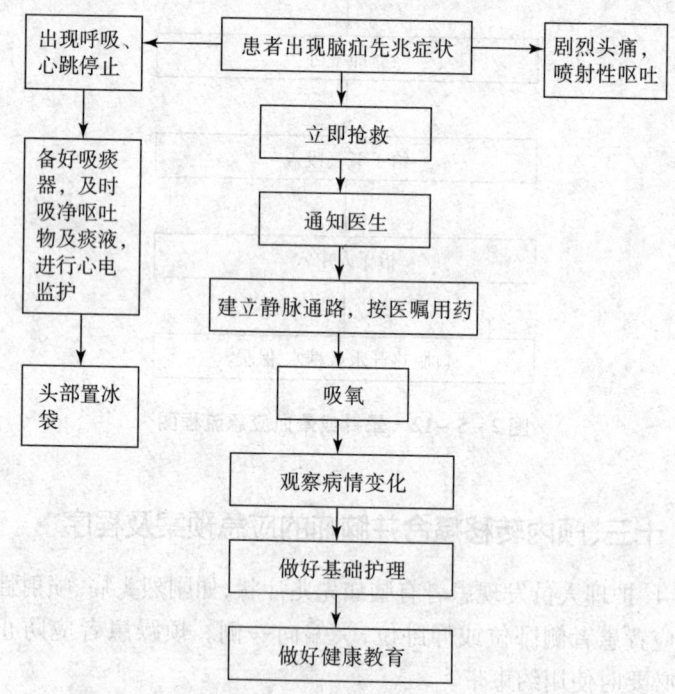

图2-5-13 颅内转移癌合并脑疝的应急流程图

十四、脑瘤病人癫痫发作时的应急预案

1. 当发现患者癫痫发作时,立即使患者就地平躺,解开衣领、扣子,松裤腰带。
2. 通知主管医生及病房护士长。
3. 防止病人咬伤舌头。
4. 防止异物阻塞呼吸道,保持呼吸道通畅。
5. 开放静脉通路,遵医嘱给氧气吸入及药物治疗。病情危重时,备好抢救物品,配合医生进行抢救。
6. 严密监测患者的生命体征及病情变化,及时通知医生采取措施并做好记录。
7. 待患者病情平稳后,整理床单位,安慰患者和家属,做好心理护理。
8. 认真做好护理记录及抢救经过。应急流程见图2-5-14。

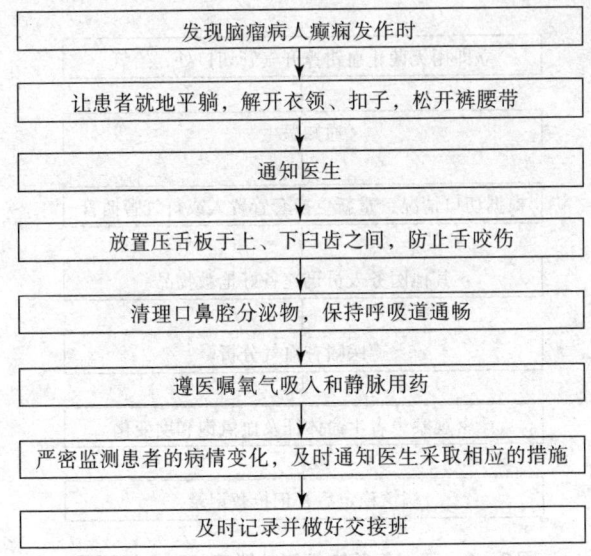

图2-5-14 脑瘤癫痫发作的应急流程图

十五、气管套管意外脱管

1. 立即用无菌止血钳撑开气管切口处,直接给氧或用纱布盖住切口面罩给氧。
2. 立即通知医生,根据情况进行处理:
(1)当患者切开时间超过 1 周,隧道形成时,更换套管重新置入。
(2)如果切开时间在 1 周以内,立即进行气管插管,重新置管。
3. 其他医务人员迅速备好抢救物品,如患者出现心跳骤停,立即行胸外心脏按压。
4. 配合医生抽血行动脉血气分析。
5. 严密观察患者生命体征及血氧饱和度变化,及时报告医生进行处理。
6. 病情稳定后补记抢救记录。
7. 床旁交接班。应急流程见图 2 - 5 - 15。

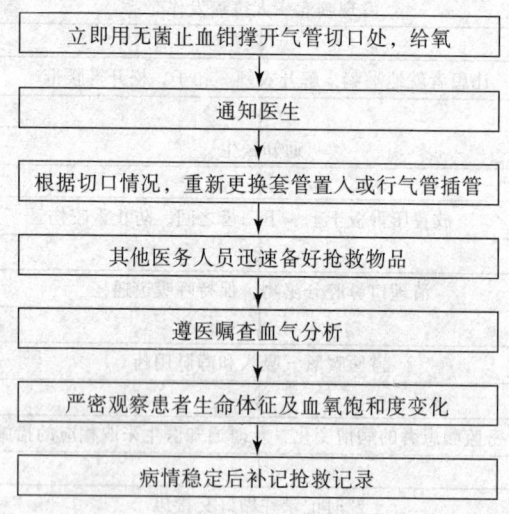

图 2 - 5 - 15 气管套管意外脱管的应急流程图

十六、输液外渗应急预案

1. 停止输液,用无菌注射器回抽漏于皮下的药液后拔针。

2. 评估:评估药物的浓度、渗透压、酸碱度及对局部组织的刺激性,观察患者的局部反应,有无红、肿、热、痛,以及炎症范围、药物的外渗量,查找外渗原因。

3. 初步处理:抬高患肢,避免局部受压,24小时内用冰袋冷敷,避免冻伤。24小时后用50%的硫酸镁湿敷。外渗量多且皮肤完整,予外用药,必要时用生理盐水5ml+地塞米松2.5mg局部封闭治疗。

4. 报告主管医生及护士长患者皮肤情况,必要时填《护理不良事件》上报护理部。

5. 进一步处理:做好与病人及家属的沟通,必要时请护理会诊,皮肤造口护理,使用拮抗剂,如有水疱用无菌法抽液,局部坏死者请烧伤科会诊,并按烧伤处理。

6. 密切观察局部皮肤情况,详细描述药物外渗经过,外渗药物名称、量,处理办法及局部皮肤情况,做好床旁交接班。应急流程见图2-5-16。

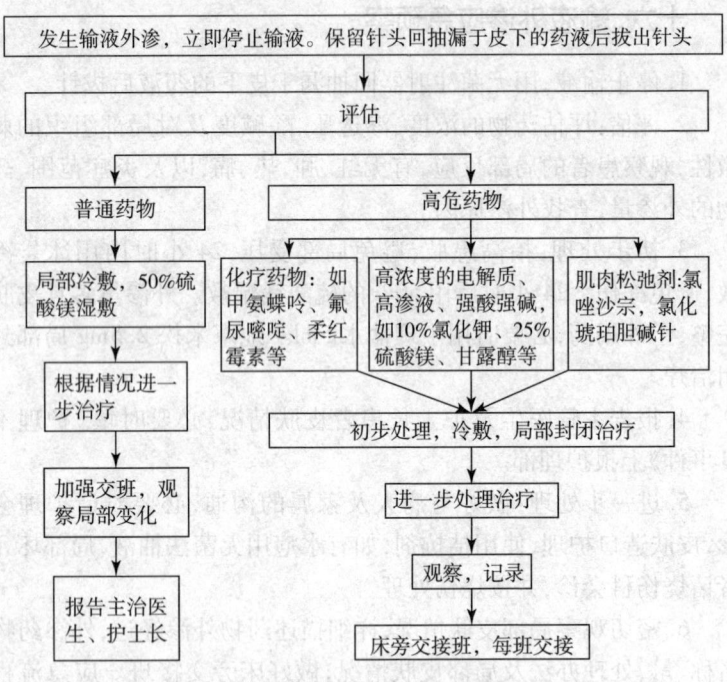

图 2-5-16 输液外渗应急流程图

十七、体温表断裂应急预案及处理流程

(一)测量肛温时体温表发生断裂

1. 立即检查患者肛门损伤情况,用碘伏消毒,按压止血。通知医生,如伤口较大,出血较多时,应请外科会诊。

2. 立即给予开塞露通便,观察排出物状态,有无水银颗粒,必要时给予不保留灌肠。

3. 更换床单元,擦拭床栏,清洁地面,清除可能残留的水银及碎玻璃。

4. 给患者拍腹部片,确定腹部有无水银残留。
5. 给患者饮牛奶减缓汞吸收。
6. 更换部位,测量体温。
7. 观察并做好护理记录。

(二)测量腋温时体温表发生断裂

1. 立即检查患者腋下皮肤损伤情况,用碘伏消毒,按压止血,通知医生。如伤口较大,出血较多时,应请外科会诊。
2. 更换床单元,擦拭床栏,清洁地面,清除可能残留的水银及碎玻璃。
3. 给患者饮牛奶减缓汞吸收。
4. 更换部位,测量体温。
5. 观察并做好护理记录。

应急流程见图2-5-17。

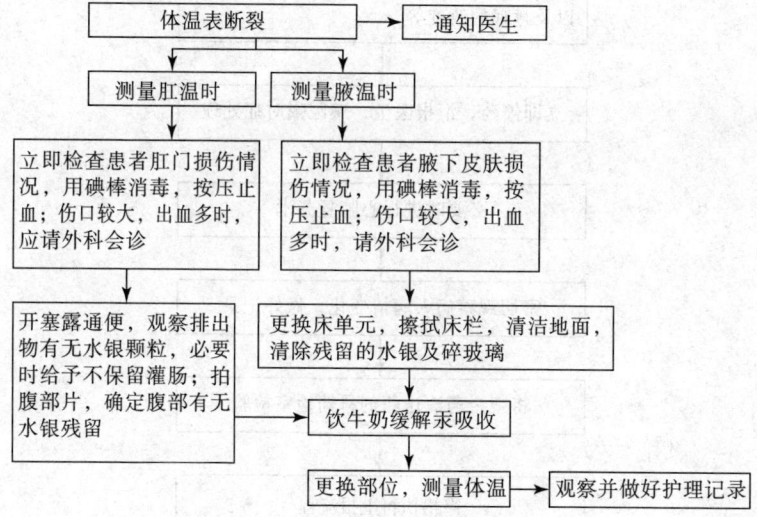

图2-5-17 体温表断裂应急流程图

十八、突发药物不良反应应急预案及处理流程

1. 一旦发现病人出现药物不良反应时应立即停药。
2. 立即报告值班医生,遵医嘱给予对症处理。
3. 情况严重者就地抢救,必要时进行心肺复苏术。
4. 密切观察病人病情变化,并做好护理记录。
5. 将残余药液送药剂科药检室检验,查找发生药物不良反应的原因。
6. 严格执行上报流程,及时向护士长汇报,12小时内(重大事件30分钟内)护士长以口头、电话、短信等形式上报护理部,1周内科室组织讨论、分析原因,确定改进措施。应急流程见图2-5-18。

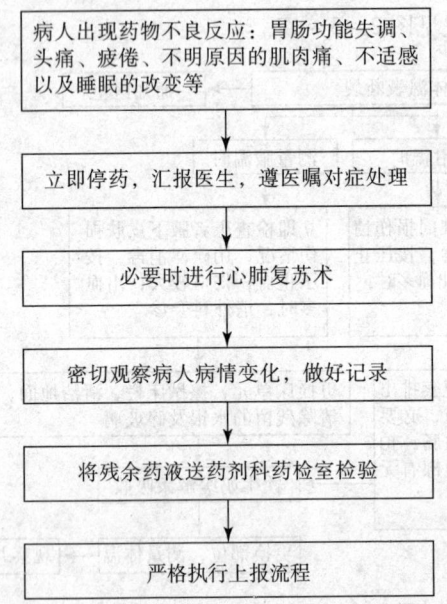

图2-5-18 突发药物不良反应应急流程图

十九、血液相关疾病高热的应急预案

1. 给予患者冰敷双腋下,复测体温。
2. 给予患者持续低流量吸氧,嘱患者多喝水。
3. 及时完善各项检查,如血分析、生化、血培养(T>38℃,抽)、痰培养、床旁摄片等。
4. 必要时进行心电监护,密切观察患者生命体征,如体温、心率、呼吸频率、血压、血氧饱和度等。
5. 积极防治肺部感染、败血症、心衰、DIC等并发症。
6. 积极备好抢救车及抢救药品、物品,若患者症状较重或出现严重并发症,或心、脑、肾等多脏器损害,及时通知值班医生或主管医生进行治疗及抢救指导,注意做好贵重药品同意及抢救同意工作。
7. 按不同程度发热进行处理,可适当给予物理降温(冰敷,酒精擦浴)、口服退热药,吲哚美辛栓直肠给药,静滴抗生素、激素等。需要注意,血液科血小板低的病人应尽量避免使用肌注手段。
8. 若患者发热较高,同时粒细胞缺乏严重,应及时使用无菌层流病床治疗,严密监护。应急流程见图2-5-19。

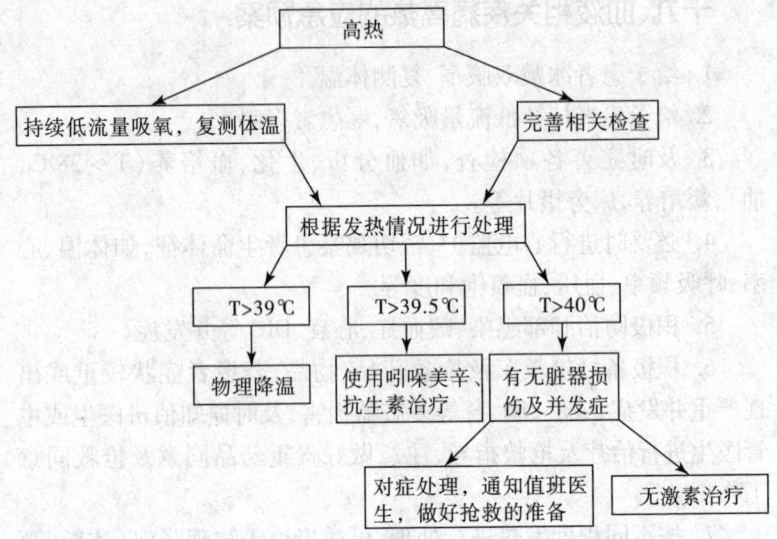

图 2-5-19 血液相关疾病高热的应急流程图

第六节 仪器设备管理

一、肿瘤内科仪器设备管理

(一)常用仪器、设备和抢救物品管理制度

1. 仪器、设备管理制度

(1)所有仪器应分类妥善放置,专人管理,正确使用。

(2)保证各种仪器正常使用,定期检查、清点、保养,发现问题及时修理。

(3)保持各种仪器、设备的清洁,备用设备必须处于消毒后状态,有备用标识。

(4)仪器、设备原则上不得随意外借,遇有特殊情况由医疗、护理行政部门协调调配。

(5)科室定期对护理人员进行仪器应用培训,包括消毒操作与流程、常见故障排除方法等,做到熟练掌握。

2. 抢救物品管理制度

(1)抢救物品有固定的存放地点,定期清点、登记并签全名。

(2)抢救用品应随时保持备用状态,定期进行必要的维护检查并有记录。

(3)抢救用品使用后应及时清洁、清点、补充、检测、消毒,处理完毕,放回固定存放处。

(4)抢救用品出现问题及时送检维修,及时领取。

(二)常用仪器、设备和抢救物品出现意外应急预案

1. 抢救班提前半小时上班,检查所有的抢救仪器,确保抢救仪器完好率100%。

2. 仪器每周大检查一次。

3. 抢救患者时仪器突发故障,应立即用人工方法代替,迅速排除故障或更换仪器。

4. 劝告患者家属到抢救室外等待,以免防碍抢救工作的进行。

5. 仪器原则上不外借。如果急需外借,归还时必须检查性能,确认完好后,归位并保持备用状态。

6. 建立抢救仪器操作、保养、常见故障的排除方法等资料本。

7. 每台新仪器入科前,请专业人员讲解原理、操作注意事项、保养方法等有关知识,并定期抽查。

8. 发现故障及时检修。

(三)肿瘤科急救设备保养、维修制度

1. 医疗设备、仪器由科室专人负责管理,定期检查运行情况,保证性能良好。设备科应定期检查、保养,做好记录。

2. 使用设备、仪器必须了解其性能,严格遵守操作规程。

3. 工作人员严禁拆装、移动相关设备,不得非法下载或上传各类软件,不得私自删除、拷贝、更改设备上的各种程序。

4. 医疗设备使用后应及时清洁整理,并切断电源、水源、气源,以免发生意外。需连续工作的设备,应做好交接班。

5. 如设备发生故障,应立即报告科室领导及设备管理部门给予维修,并做好维修记录。

二、肿瘤内科常用仪器的使用制度、流程及管理

(一)超声雾化

1. 使用流程

(1)水槽内加冷蒸馏水250ml,液面高度约3cm,要浸没雾化罐底的透声膜。

(2)雾化罐内放入药液,稀释至30~50ml,将罐盖旋紧,把雾化罐放入水槽内,将水槽盖盖紧。

(3)备齐用物携至床边,核对,向病人解释以取得合作。

(4)接通电源,先开电源开关,红色指示灯亮,预热3分钟,再开雾化开关,白色指示灯亮,此时药液成雾状喷出。

(5)根据需要调节雾量(开关自左向右旋,分3档,大档雾量每分钟3ml,中档为每分钟2ml,小档为每分钟1ml),一般用中档。

(6)病人吸气时,将面罩覆于口鼻部,呼气时启开;或将"口含嘴"放入病人口中,嘱其紧闭口唇深吸气。

(7)待药物做完即可关闭开关。操作流程见图2-6-1。

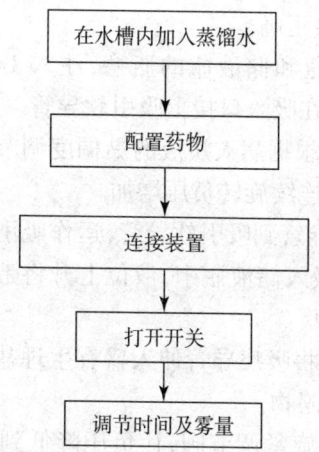

图 2-6-1 超声雾化器操作流程图

2. 超声雾化器的管理制度

(1)由专人负责管理,每周检查运行情况,保证性能良好。定期检查、保养,做好记录。

(2)使用超声雾化器必须了解其性能,严格遵守操作规程。

(3)定点放置,工作人员禁止移动相关设备,使用后应及时断电清洁消毒整理。

(4)若发生设备损坏应及时报告科领导及设备管理部门给予维修,并做好维修记录。

(5)每天消毒备用,每次使用后清洁消毒,归位,备用

(二)负压吸引器

1. 负压吸引器使用流程

(1)连接电源,电源指示灯亮为电源接通。

(2)检查管路,顺时针方向旋紧负压调节阀,堵塞吸气口或折叠并捏住吸引软导管,开启吸引器,机器运转,无异声,真空表上指针将迅速上升至极限负压值,放开吸入口,表针将回到 0.02MPa

以下,说明管路连接正确。

(3)松开缓冲瓶和储液瓶的瓶塞,注入 1/2~2/3 的生理盐水,继续旋紧瓶塞,在吸入口接上吸引软导管。

(4)调节负压:根据病人痰液的黏稠度调节负压调节阀,负压调节阀顺时针方向连续旋转负压增加。

(5)连接吸痰导管到吸引软导管,运作吸引器,按照吸痰操作流程吸痰,将痰液吸入储液瓶中,液位上升将带动浮子上浮,直至关阀或人工停止吸痰。

(6)吸痰完毕,将吸痰导管伸入盛有生理盐水的碗中,洗吸引管内残余痰液及分泌物。

(7)冲洗完毕,旋紧调节阀,让负压降低到 0.02MPa 以下,关闭吸引器开关,松开吸痰导管与吸引器软管,开启储液瓶塞,倒空储液瓶,将其及吸引导管洗净,干燥,放回原处,盖紧瓶塞,将吸引器归置原位。操作流程见图 2-6-2。

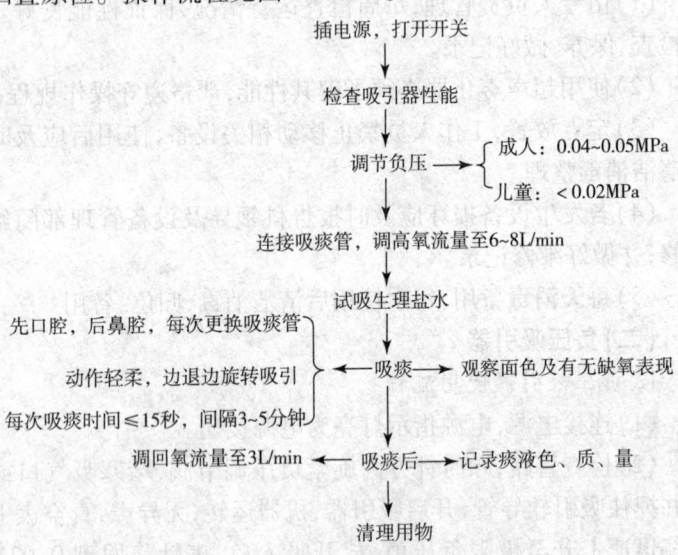

图 2-6-2 负压吸引器使用流程图

2. 吸引器的使用要求

（1）调节负压前要检查管路，可用手指堵塞吸气口或折叠已连接的吸引软导管，开启吸引器，真空表上指针迅速上升至极限负压，放开吸引口，表针回到 0.02MPa 以下，说明管路连接正确。

（2）吸痰时应边提边左右旋转吸痰管，并注意观察病人的呼吸。每次吸引时间为 15 秒，连续吸痰时间不超过 3 分钟，负压不可过大。

（3）关机前一定要先让负压降到 0.02MPa 以下。

（4）开启储液瓶，必须是关机后放掉负压才可开启。

（5）严禁在拆除溢流瓶装置和导向管的情况下使用吸引器。

3. 应急预案

（1）如负压吸引器故障，可使用电动吸引器替代工作。

（2）每周专人检查负压吸引器性能是否良好，管道连接是否正确，如有故障及时维修。

（3）科室储备负压吸引器、负压吸痰器备用。

（4）负压吸痰器连接中心供氧接口，如出现故障及时维修。

4. 负压吸引器的管理制度

（1）由专人负责管理，每周检查运行情况，保证性能良好。定期检查、保养，做好记录。

（2）使用负压吸引器必须了解其性能，严格遵守操作规程。

（3）定点放置，工作人员禁止移动相关设备，使用后应及时清洁整理，需连续工作的每天消毒，更换湿化水，做好交接班。

（4）若发生设备损坏应及时报告科领导及设备管理部门给予维修，并做好维修记录。

（5）每周日消毒备用，每次使用后消毒，归位。

（三）高频呼吸机

1. 高频呼吸机的使用制度

（1）在使用前应开机检查呼吸机运转情况。

（2）观察用氧效果，观察生命体征、神志、紫绀、SaO_2，上机后

30分钟遵医嘱复测一次血气分析。

(3)保持呼吸道通畅,每日清洁鼻腔并经常更换鼻腔插入,使用湿化(每天湿化液500ml),及时添加湿化瓶内蒸馏水或冷开水。

(4)保证呼吸机正常运转,及时消除报警。

(5)为防止意外事件,床边应备用一套吸氧装置。在未接好呼吸机时,勿停用普通吸氧。操作流程见图2-6-3。

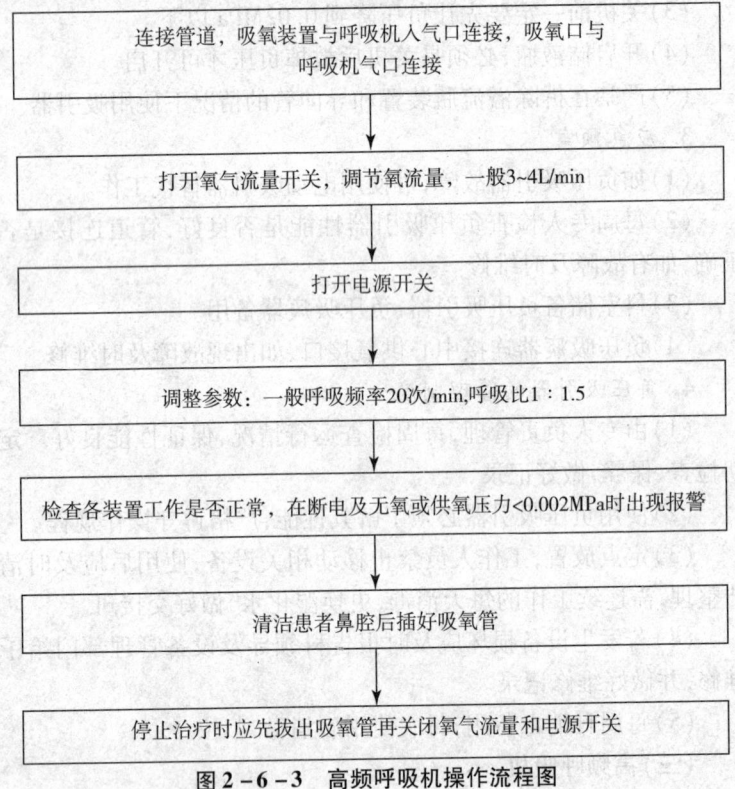

图2-6-3 高频呼吸机操作流程图

2. 应急预案

(1)值班护士应熟知本病房本班使用高频呼吸机患者的病

情,严密观察生命体征。

(2)使用高频呼吸机过程中,随时观察呼吸机的动态变化,并保持呼吸道通畅,氧气充足,出现异常及时处理。如遇到意外突然停电,呼吸机内部故障,护理人员应及时采取补救措施,以保证患者使用呼吸机的安全性。

(3)呼吸机不能工作时,护士应该立即停止应用呼吸机,改普通吸氧,或者简易呼吸器,立即通知医生,同时通知有关部门,尽快恢复通电,调配呼吸机。

3. 呼吸机的管理制度

(1)由专人负责管理,每周检查运行情况,保证性能良好。定期检查、保养,做好记录。

(2)使用高频呼吸机必须了解其性能,严格遵守操作规程。

(3)定点放置,工作人员禁止移动相关设备,使用后应及时断电、断氧、清洁消毒整理,需连续工作的每天消毒外观,更换湿化水,做好交接班。

(4)若发生设备损坏,应及时报告科领导及设备管理部门给予维修,并做好维修记录。

(5)每周日消毒备用,每次使用后消毒,归位。

(四)呼吸机

1. 无创呼吸机操作流程　　安装连接螺纹管及湿化器 → 连接电源线、氧气源 → 检查并确认湿化器内水量足够 → 检查病人的上气道情况并选择适当的鼻罩或鼻面罩 → 按下开关开机,确认机器运行正常 → 向病人解释治疗的意义及配合方法 → 初步设定通气参数,通过控制面板旋钮设置通气模式、吸气相气道正压(IPAP)、呼气相气道正压(EPAP)、通气频率、氧浓度等参数 → 连接鼻罩或鼻面罩,以头带固定于患者面部 → 调节头带松紧以消除鼻罩或鼻面罩漏气 → 通气 → 观察疗效 → 1小时后做动脉血气分析检查 → 再次调节呼吸机参数(图2-6-4)。

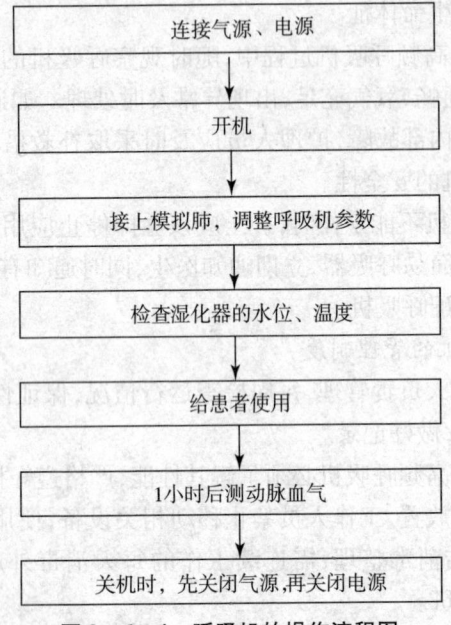

图2-6-4 呼吸机的操作流程图

2. 呼吸机的使用制度

(1) 对呼吸机有关部件认真进行清洁消毒,检查有无漏气等情况,按要求正规安装,开机观察运转及性能是否良好。

(2) 按病情需要选择与患者气道连接的方式:

①密封口罩:适用于神志清楚、能合作、短时间使用机械通气或做雾化治疗的患者。

②气管插管:适用于短期做机械通气治疗的患者。

③气管套管:适用于需长时间做机械通气治疗的患者。

(3) 按病情需要选择、调节各通气参数:

①潮气量的调节:成人为500~800ml。

②呼吸频率的调节:成人一般为14~18次/min。潮气量及呼

吸频率决定了通气量。应定时测定动脉血 $PaCO_2$ 以调节适合的通气量,避免通气过度。

③进气压力:成人为 2~2.6kPa(15~20mmH$_2$O),以保证足够潮气量、而对循环功能无明显影响为宜。

④吸呼时间比:根据病情在 1:(1.5~3)范围内选择、调节。心功能不全、血压不稳的患者,以 1:3 为宜。

⑤供氧浓度:以吸入气氧浓度 40% 为宜,病情需要高浓度给氧者,可酌情增加,但不宜长时间超过 60%,以免发生氧中毒。

(4)机械通气中的监护:

①患者生命体征的监护,如心率、脉搏、呼吸、血压、神志等变化情况。

②呼吸机工作是否正常,观察各通气参数是否符合患者情况,是否需要调节。

③使用前及使用中定期测定动脉血气分析、电解质及肾功能等,如有异常,应立即分析原因,及时处理。

(5)机械通气中的护理:注意呼吸道湿化、吸痰,每 30~60 分钟注入生理盐水 3~5ml,并吸引痰液,严格无菌操作,加强患者营养等。

(6)撤机:待自主呼吸恢复,神志清楚、咳嗽、吞咽反射存在,肺部感染基本控制,痰量明显减少,血气分析正常或接近正常,肺活量恢复到 10~15ml/kg,吸气压达到 2kPa(15mmHg)时,可考虑停用呼吸机。停用前于白天做间歇辅助呼吸,停机期间密切观察心率、脉搏、呼吸、血压和血气变化,有无缺氧及二氧化碳潴留情况,然后逐渐延长间歇时间,以至最后完全停用呼吸机。现代呼吸机均有 SIMV 及 PSV 功能,可利用该功能帮助撤机。

3. 应急预案 值班护士应熟知本病房、本班使用呼吸机患者的病情,严密观察生命体征。患者使用呼吸机过程中,随时观察呼吸机的动态变化,并保持管道通畅,氧气充足,出现异常及时处理。

(1) 如两人同时气管插管,但只有一台有创呼吸机时,若其中一人有自主呼吸,可先选用无创呼吸机辅助通气,立即通知医生,从其他科室借调呼吸机。

(2) 如遇意外突然停电、呼吸机内部故障、氧气压力不足、气管切开套管或气管插管脱出等紧急情况时,护理人员应及时采取补救措施,以保证患者使用呼吸机安全有效。

(3) 带有蓄电池的呼吸机平时应定期充电,使蓄电池始终处于饱和状态,以保证在应急情况下能够正常运行。护士要观察氧量是否充足,患者生命体征有无变化。

(4) 呼吸机不能正常工作时,护士应立即停止应用呼吸机,迅速将简易呼吸器与患者呼吸道相连,用人工呼吸的方法调整患者呼吸,如果患者自主呼吸良好,应给鼻导管吸氧,立即通知值班医生,同时通知有关部门,尽快恢复通电,调配呼吸机。

4. 呼吸机的管理制度

(1) 由专人负责管理,每周检查运行情况,保证性能良好。定期检查、保养,做好记录。

(2) 使用呼吸机必须了解其性能,严格遵守操作规程。

(3) 定点放置,工作人员禁止移动相关设备,使用后应及时断电、断氧,清洁消毒整理,需连续工作的每天消毒外观,更换湿化水,做好交接班。

(4) 若发生设备损坏,应及时报告科领导及设备管理部门给予维修,并做好维修记录。

(5) 每周日消毒备用,每次使用后消毒,归位。

(五) 微波治疗仪

1. 微波治疗仪的使用流程

(1) 开机前安好电源线、脚踏开关,连接选用的传输线与探头。(安装脚踏开关时捏着接口处的橡皮线找准方向推上,拆下时捏住接口处的金属外套拔出。)

(2)开机使用:①打开电源开关;②选择治疗或理疗;③调节功率与时间;④脚踏开关控制输出(治疗时踏着是输出,松开是结束输出;理疗时踏一下是开始,再踏一下是结束)。操作流程见图2-6-5。

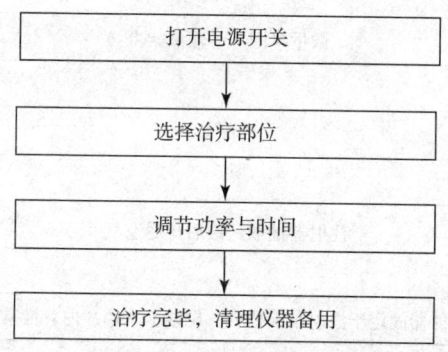

图2-6-5 微波治疗仪操作流程图

2. 应急预案

(1)当微波治疗仪在使用中出现故障时,应该立即停止治疗,通知设备科维修。

(2)在使用微波治疗仪时,一定要有人看守,并告知患者注意事项,以防烫伤。

(3)定时检查性能,做到早发现、早维修。

3. 微波治疗仪的管理制度

(1)由专人负责管理,每周检查运行情况,保证性能良好。定期检查、保养,做好记录。

(2)使用微波治疗仪必须了解其性能,严格遵守操作规程。

(3)定点放置,工作人员禁止移动相关设备,使用后应及时断电清洁消毒整理。

(4)若发生设备损坏应及时报告科领导及设备管理部门给予

维修,并做好维修记录。

(5) 每周日消毒备用,每次使用后消毒,归位,备用。

(六)微量泵、输液泵

1. 使用流程　见图2-6-6、图2-6-7。

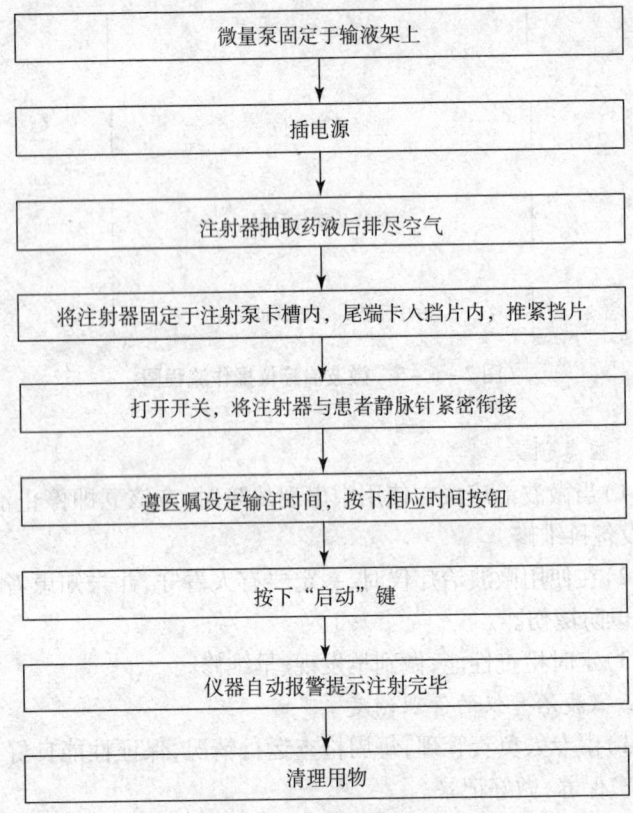

图2-6-6　微量泵使用流程图

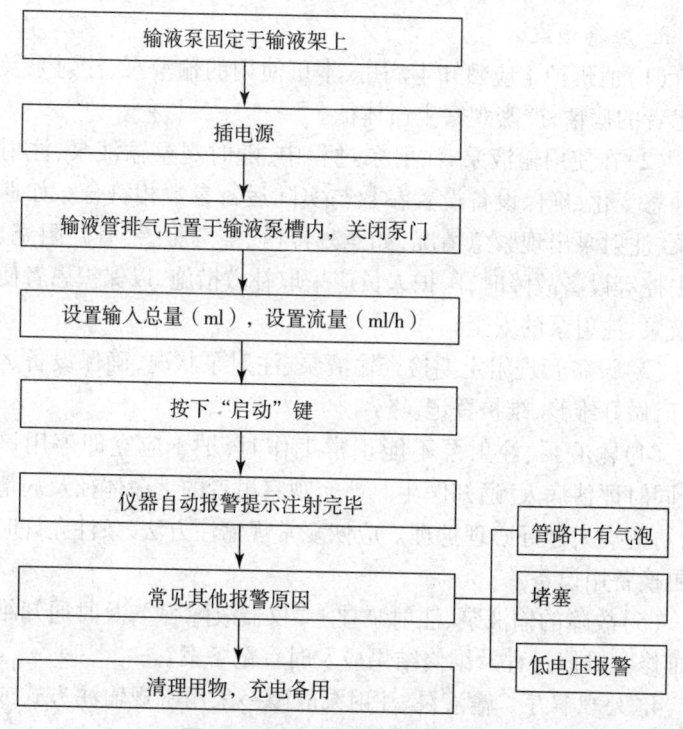

图2-6-7 输液泵使用流程图

2. 微量泵报警原因及排除

(1)注射器推杆安装错误报警:注射器推片没有卡入推头槽内,启动后注射泵会发出间断报警声,且注射器推杆安装错误报警指示灯闪亮。

(2)管路堵塞报警:当针头堵塞或输液管路打折等原因造成输液不通畅时,液路系统压力达到极限时报警,此时应该注意巡视,因为只有液路系统压力达到极限时注射泵才报警。

(3)针筒没有夹住报警:压块没有压住针筒,注射泵会报警,停止工作。

3. 应急预案

(1)值班护士应熟知本病房、本班使用的输液泵、注射泵及使用患者的病情,严密观察生命体征。

(2)在使用输液泵、注射泵过程中,随时观察输液泵、注射泵的动态变化,确保设备设置参数与实际运行参数相符合。如遇输液泵、注射泵出现紧急情况,如意外停电、空气报警、管路阻塞、速度失控等设备故障时,医护人员应采取补救措施,以保护患者使用输液泵、注射泵的安全。

(3)设备管理组定期检查输液泵、注射泵状况,确保设备运转良好,做好维修、维护登记。

(4)输液泵、注射泵不能正常工作时,护士应立即停用该设备,同时评估病人、通知医生。严密观察患者的生命体征及病情变化,清醒病人做好心理护理。应恢复常规输注方法,条件允许时及时更换备用设备。

(5)故障的输液泵、注射泵挂上"仪器故障牌",及时通知维修办维修。维修过程及维修结果应及时登记备案。

4. 处理程序　输液泵、注射泵故障→采用常规输注方式或更换备用输液泵、注射泵→设备管理部门给予维修。

5. 微量泵、输液泵的管理制度

(1)由专人负责管理,每周检查运行情况,保证性能良好。定期检查、保养,做好记录。

(2)使用微量泵、输液泵必须了解其性能,严格遵守操作规程。

(3)定点放置,工作人员禁止移动相关设备,使用后应及时断电清洁消毒整理。

(4)若发生设备损坏应及时报告科领导及设备管理部门给予维修,并做好维修记录。

(5)每周日消毒备用,每次使用后消毒,归位,备用。

(七)心电监护

1. 使用流程

(1)连接心电监护仪电源。

(2)患者平卧位或半卧位。

(3)打开主开关。

(4)用生理盐水棉球擦拭患者胸部贴电极处皮肤。

(5)贴电极片,连接心电导联线,屏幕上心电示波出现。

(6)将袖带绑在至肘窝上两横指处。按测量 —设置报警限 — 测量时间。流程见图2-6-8。

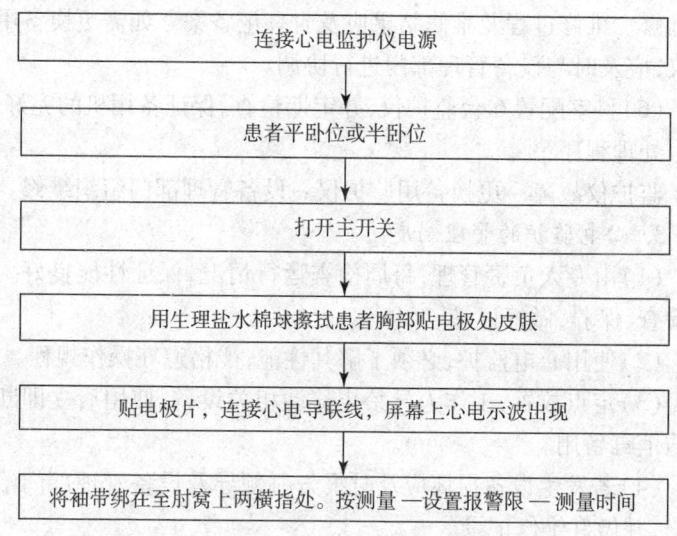

图2-6-8　心电监护操作流程图

2. 应急预案

(1)值班护士应熟知本病房、本班使用的监护仪及使用患者的病情,严密观察生命体征。

(2)在使用监护仪过程中,随时观察监护仪的动态变化,确保体征参数正常。如遇监护仪出现紧急情况,如意外停电、参数报警、设备故障等时,医护人员应采取补救措施,以保护患者使用监护仪的安全。

(3)设备管理组定期检查监护仪状况,确保设备运转良好,做好维修、维护登记。

(4)监护仪不能正常工作时,护士应立即停止应用监护仪,同时评估病人、通知医生。严密观察患者的生命体征及病情变化,清醒病人做好心理护理。

(5)故障的监护仪挂上"仪器故障牌",及时通知设备管理部门维修。维修过程及维修结果应及时登记备案。如需更换备用监护仪,应及时与设备管理部门进行协调。

(6)科室配置6台监护仪,并定期检查,保证备用机的完好。

处理程序:

监护仪故障→更换备用监护仪→设备管理部门组织维修。

3. 心电监护的管理制度

(1)由专人负责管理,每周检查运行情况,保证性能良好。定期检查、保养,做好记录。

(2)使用心电监护,必须了解其性能,严格遵守操作规程。

(3)定点放置,工作人员禁止移动相关设备,使用后立即断电清洁消毒备用。

(4)若发生设备损坏应及时报告科领导及设备管理部门给予维修,并做好维修记录。

(5)每周日消毒备用,每次使用后消毒,归位,备用。

三、物理因子治疗工作制度及流程

1. 物理因子治疗工作制度

(1)对于需进行物理因子治疗的患者,应由主管医师根据病情决定理疗种类并下医嘱。

(2)护士应遵医嘱选择合适的理疗仪,并对患者介绍治疗作用、理疗方法及注意事项。

(3)严格执行查对制度和技术操作规程。治疗前认真评估患者病情、药物禁忌证、理疗区皮肤情况;治疗中定时巡视,仔细观察,发现异常及时处理;治疗后再次评估病情、理疗区皮肤情况及治疗效果,并认真记录。老年病人依据病情追踪观察。

(4)加强医护、护患沟通,掌握患者病情,观察疗效,指导患者不得随意触摸机器。

(5)理疗仪器应有使用流程、注意事项及使用状态,标识明确,使用后应及时切断电源,并整理、归位。

(6)爱护理疗仪器,使用前检查,使用后擦拭,定期检查维修,详细记录《医疗仪器保养、维修记录本》。

(7)理疗仪器在使用过程中应避免震动,以免损坏零部件;每次使用后有一定间隔时间,确保仪器正常运行。

2. 物理因子治疗流程　见图2-6-9。

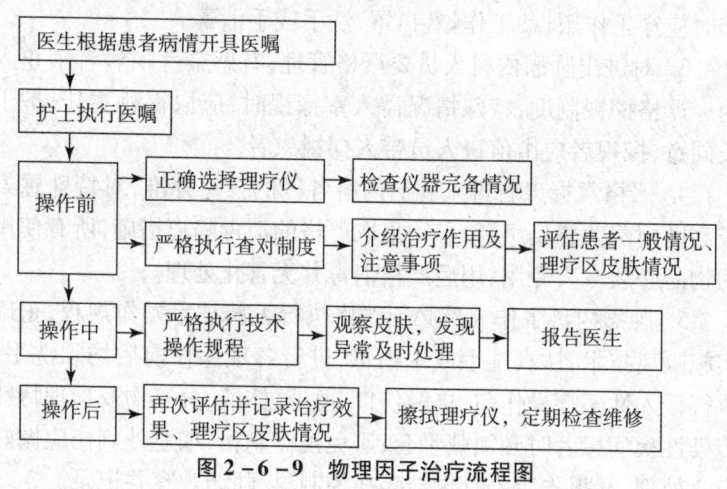

图2-6-9　物理因子治疗流程图

第三章

肿瘤内科感染管理

第一节 肿瘤内科感染管理制度

1. 肿瘤内科布局合理,生活办公区、治疗区、监护区及污物处理区等分区明确,区域间有实际屏障。开放式病床每床的占地面积为 15~18 平方米(m^2)。各区均设有足够的非手触式洗手设备和手消毒设施。抢救监护区采用机械通风,保持清洁安静,空气新鲜。

2. 肿瘤内科工作人员应接受医院感染管理的专业培训。工作时应穿工作服,戴工作帽、口罩,洗手或手消毒。

3. 对进出肿瘤内科人员要严格管理,有感染性疾病者禁止入内。严格探视制度,特殊情况需入室探视时,应取得科主任、护士长同意,探视者应由值班人员带入探视患者。

4. 严格掌握患者进入肿瘤内科各区的入室标准,对特殊感染或高度耐药菌感染患者,必须采取严格的消毒隔离措施,所有使用的物品必须专人专用,用后严格消毒并无害化处理。

5. 肿瘤内科工作人员必须严格执行无菌技术操作规程,正确实施隔离技术,认真洗手或手消毒,进行各项操作前后均须洗手;执行侵入性医疗操作前,接触伤口、血液、体液、分泌物及护理特殊传染性疾病患者时必须戴手套,避免锐器刺伤,如意外刺伤应做好应急处理,并报告感染管理与疾病控制科,随访观察并记录。

6. 加强患者的感染管理及监测,特别是对各种留置管路、口腔、皮肤、肠道,抗生素使用情况以及细菌耐药情况,用药后不良反应的监测。加强危重患者的局部护理与清洁消毒,预防并及早发现菌群失调而引发的医院感染。

7. 进行动静脉注射、导尿管的放置、气管插管、引流管的放置、呼吸机的使用等操作,应严格按相关操作的感染控制措施操作与护理。

8. 加强对各种监护仪器设备、卫生材料及患者用物的消毒灭菌管理及监测。患者转出或出院后,应清洗消毒后再转为他用。

9. 加强医院感染监测,发现医院感染病例或医院感染病例有异常增加时,应及时报感染管理科,尽快调查处理。每月进行环境卫生学监测,各项监测指标达到感染控制标准。

10. 具有高度传染性的感染性疾病患者,尽量不要住进急危重症医学科,确诊或疑似具有高度传染性的患者,应按隔离要求进行隔离护理,并及时上报医疗处和感染管理科。

11. 患者离室后,要进行床单元消毒处理,必要时进行病室及物品的终末消毒。按要求进行卫生学监测,合格后方可收治患者。

第二节　肿瘤内科隔离技术规范

一、术语和定义

下列术语和定义适用于本标准。

1. 感染源(source of infection)　病原体自然生存、繁殖并排出的宿主或场所。

2. 传播途径(modes of transmission)　病原体从感染源传播到易感者的途径。

3. 易感人群(susceptible hosts)　对某种疾病或传染病缺乏免疫力的人群。

4. 标准预防(standard precaution) 针对医院所有患者和医务人员采取的一组预防感染措施。包括手卫生,根据预期可能的暴露选用手套、隔离衣、口罩、护目镜或防护面屏,以及安全注射。也包括穿戴合适的防护用品处理患者环境中污染的物品与医疗器械。

标准预防基于患者的血液、体液、分泌物(不包括汗液)、非完整皮肤和黏膜均可能含有感染性因子的原则。

5. 空气传播(air-borne transmission) 带有病原微生物的微粒子($\leq 5\mu m$)通过空气流动导致的疾病传播。

6. 飞沫传播(droplet transmission) 带有病原微生物的飞沫核($>5\mu m$),在空气中短距离(1m 内)移动到易感人群的口、鼻黏膜或眼结膜等导致的传播。

7. 接触传播(contact transmission) 病原体通过手、媒介物直接或间接接触导致的传播。

8. 感染链(infection chain) 感染在医院内传播的三个环节,即感染源、传播途径和易感人群。

9. 个人防护用品(personal protective equipment,PPE) 用于保护医务人员避免接触感染性因子的各种屏障用品,包括口罩、手套、护目镜、防护面罩、防水围裙、隔离衣、防护服等。

(1)纱布口罩(mask):保护呼吸道免受有害粉尘、气溶胶、微生物及灰尘伤害的防护用品。

(2)外科口罩(surgical mask):能阻止血液、体液和飞溅物传播的,医护人员在有创操作过程中佩戴的口罩。

(3)医用防护口罩(respirator):能阻止经空气传播的直径 $\leq 5\mu m$ 感染因子或近距离 <1m)接触经飞沫传播的疾病而发生感染的口罩。医用防护口罩的使用包括密合性测试、培训、型号的选择、医学处理和维护。

(4)护目镜:防止患者的血液、体液等具有感染性物质溅入人体眼部的用品。

（5）防护面罩（防护面屏）：防止患者的血液、体液等具有感染性物质溅到人体面部的用品。

（6）手套：防止病原体通过医务人员的手传播疾病和污染环境的用品。

（7）隔离衣：用于保护医务人员避免受到血液、体液和其他感染性物质污染，或用于保护患者避免感染的防护用品。根据与患者接触的方式包括接触感染性物质的情况和隔离衣阻隔血液和体液的可能性选择是否穿隔离衣和选择其型号。

（8）防护服：临床医务人员在接触甲类或按甲类传染病管理的传染病患者时所穿的一次性防护用品。应具有良好的防水、抗静电、过滤效率和无皮肤刺激性，穿脱方便，接合部严密，袖口、脚踝口应为弹性收口。

10. 隔离　采用各种方法、技术，防止病原体从患者及携带者传播给他人的措施。

11. 清洁区　进行呼吸道传染病诊治的病区中不易受到患者血液、体液和病原微生物等物质污染及传染病患者不应进入的区域。包括医务人员的值班室、卫生间、男女更衣室、浴室以及储物间、配餐间等。

12. 潜在污染区　进行呼吸道传染病诊治的病区中位于清洁区与污染区之间，有可能被患者血液、体液和病原微生物等物质污染的区域。包括医务人员的办公室、治疗室、护士站、患者用后的物品、医疗器械等的处理室、内走廊等。

13. 污染区　进行呼吸道传染病诊治的病区中传染病患者和疑似传染病患者接受诊疗的区域，以及被其血液、体液、分泌物、排泄物污染物品的暂存和处理的场所。包括病室、处置室、污物间以及患者入院、出院处理室等。

14. 两通道　进行呼吸道传染病诊治的病区中的医务人员通

道和患者通道。医务人员通道、出入口设在清洁区一端,患者通道、出入口设在污染区一端。

15. 缓冲间　进行呼吸道传染病诊治的病区中清洁区与潜在污染区之间、潜在污染区与污染区之间设立的两侧均有门的小室,为医务人员的准备间。

16. 床单位消毒　对患者住院期间、出院、转院、死亡后所用的床及床周围物体表面进行的清洁与消毒。

17. 终末消毒(terminal disinfection)　传染源离开疫源地后,对疫源地进行的一次彻底的消毒。如传染病患者出院、转院或死亡后,对病室进行的最后一次消毒。

二、隔离的管理要求

1. 在新建、改建与扩建时,建筑布局应符合医院卫生学要求,区域划分应明确、标识清楚。

2. 应根据国家的有关法规,结合本医院的实际情况,制定隔离预防制度并实施。

3. 隔离的实施应遵循"标准预防"和"基于疾病传播途径的预防"原则。

4. 肿瘤科病患者的管理,包括隔离患者,严格执行探视制度。

5. 应采取有效措施,管理感染源、切断传播途径和保护易感人群。

6. 应加强医务人员隔离与防护知识的培训,为其提供合适、必要的防护用品,正确掌握常见传染病的传播途径、隔离方式和防护技术,熟练掌握操作规程。

7. 医务人员的手卫生应符合 WS/T 313。

8. 隔离区域的消毒应符合国家有关规定。

三、病房的建筑布局与隔离要求

1. 建筑布局

(1) 应设单独出入口、检诊分诊、诊查室、隔离诊查室、抢救室、治疗室、观察室等。

(2) 有条件时设挂号、收费、取药、化验、X线检查、手术室等。

(3) 急诊观察室床间距应不小于1.2m。

2. 隔离要求

(1) 应严格检诊分诊制度,及时发现传染病患者及疑似患者,及时采取隔离措施。

(2) 各诊室内应配备非手触式开关的流动水洗手设施和/或配备速干手消毒剂。

(3) 急诊观察室应按病房要求进行管理。

四、医务人员防护用品的使用

1. 防护用品　应符合国家相关标准,在有效期内使用。

2. 口罩的使用

(1) 应根据不同的操作要求选用不同种类的口罩。

(2) 一般诊疗活动,可佩戴纱布口罩或外科口罩;手术室工作或护理免疫功能低下患者、进行体腔穿刺等操作时应戴外科口罩,接触经空气传播或近距离接触经飞沫传播的呼吸道传染病患者时,应戴医用防护口罩。

(3) 纱布口罩应保持清洁,每天更换、清洁与消毒,遇污染时及时更换。

(4) 应正确佩戴口罩。

3. 护目镜、防护面罩的使用

(1) 下列情况应使用护目镜或防护面罩

① 在进行诊疗、护理操作,可能发生患者血液、体液、分泌物等

喷溅时。

②近距离接触经飞沫传播的传染病患者时。

③为呼吸道传染病患者进行气管切开、气管插管等近距离操作,可能发生患者血液、体液、分泌物喷溅时,应使用全面型防护面罩。

(2)佩戴前应检查有无破损,佩戴装置有无松懈。每次使用后应清洁与消毒。

(3)护目镜、防护面罩的戴摘规范操作。

4. 手套的使用

(1)应根据不同操作的需要,选择合适种类和规格的手套。

①接触患者的血液、体液、分泌物、排泄物、呕吐物及污染物品时,应戴清洁手套。

②进行手术等无菌操作,接触患者破损皮肤、黏膜时,应戴无菌手套。

(2)应正确戴、脱无菌手套。

(3)一次性手套应一次性使用。

5. 隔离衣与防护服的使用

(1)应根据诊疗工作的需要,选用隔离衣或防护服。防护服应符合 GB 19082 的规定。隔离衣应后开口,能遮盖住全部衣服和外露的皮肤。

(2)下列情况应穿隔离衣

①接触经接触传播的感染性疾病患者如传染病患者、多重耐药菌感染患者等时。

②对患者实行保护性隔离时,如大面积烧伤、骨髓移植等患者的诊疗、护理时。

③可能受到患者血液、体液、分泌物、排泄物喷溅时。

(3)下列情况应穿防护服

①临床医务人员在接触甲类或按甲类传染病管理的传染病患

者时。

②接触经空气传播或飞沫传播的传染病患者,可能受到患者血液、体液、分泌物、排泄物喷溅时。

(4)应正确穿脱隔离衣和防护服。

6.鞋套的使用

(1)鞋套应具有良好的防水性能,并一次性应用。

(2)从潜在污染区进入污染区时和从缓冲间进入负压病室时应穿鞋套。

(3)应在规定区域内穿鞋套,离开该区域时应及时脱掉。发现破损应及时更换。

7.防水围裙的的使用

(1)分为重复使用的围裙和一次性使用的围裙。

(2)可能受到患者的血液、体液、分泌物及其他污染物质喷溅及进行重复用医疗器械的清洗时,应穿防水围裙。

(3)重复使用的围裙,每班使用后应及时清洗与消毒。遇有破损或渗透时,应及时更换。

(4)一次性使用围裙应一次性使用,受到明显污染时应及时更换。

8.帽子的使用

(1)分为布制帽子和一次性帽子。

(2)进入污染区和洁净环境前、进行无菌操作等时应戴帽子。

(3)被患者血液、体液污染时,应立即更换。

(4)布制帽子应保持清洁,每次或每天更换与清洁。

(5)一次性帽子应一次性使用。

五、不同传播途径疾病的隔离与预防

(一)隔离原则

1.在标准预防的基础上,应根据疾病的传播途径(接触传播、飞沫传播、空气传播和其他途径传播),结合实际情况,制定相应的隔离与预防措施。

2. 一种疾病可能有多种传播途径时,应在标准预防的基础上,采取相应传播途径的隔离与预防。

3. 隔离病室应有隔离标志,并限制人员的出入。黄色为空气传播的隔离,粉色为飞沫传播的隔离,蓝色为接触传播的隔离。

4. 传染病患者或可疑传染病患者应安置在单人隔离房间。

5. 受条件限制的医院,同种病原体感染的患者可安置于一室。

(二)接触传播的隔离与预防

接触经接触传播疾病如肠道感染、多重耐药菌感染、皮肤感染等的患者,在标准预防的基础上,还应采用接触传播的隔离与预防。

1. 患者的隔离

(1)应限制患者的活动范围。

(2)应减少转运,如需要转运时,应采取有效措施,减少对其他患者、医务人员和环境表面的污染。

2. 医务人员的防护 接触隔离患者的血液、体液、分泌物、排泄物等物质时,应戴手套;离开隔离病室前、接触污染物品后应摘除手套,洗手和/或手消毒。手上有伤口时应戴双层手套。

(三)空气传播的隔离与预防

接触经空气传播的疾病,如肺结核、水痘等,在标准预防的基础上,还应采用空气传播的隔离与预防。

1. 患者的隔离

(1)无条件收治时,应尽快转送至有条件收治呼吸道传染病的医疗机构进行收治,并注意转运过程中医务人员的防护。

(2)当患者病情容许时,应戴外科口罩,定期更换,并限制其活动范围。

(3)应严格空气消毒。

2. 医务人员的防护

(1)应严格按照区域流程,在不同的区域穿戴不同的防护用品,离开时按要求摘脱,并正确处理使用后物品。

(2)进入确诊或可疑传染病患者房间时,应戴帽子、医用防护口罩;进行可能产生喷溅的诊疗操作时,应戴防护目镜或防护面罩,穿防护服;当接触患者及其血液、体液、分泌物、排泄物等物质时应戴手套。

(3)防护用品使用的具体要求应遵循规定。

(四)飞沫传播的隔离与预防

接触经飞沫传播的疾病,如百日咳、白喉、流行性感冒、病毒性腮腺炎、流行性脑脊髓膜炎等,在标准预防的基础上,还应采用飞沫传播的隔离预防。

1. 患者的隔离

(1)对患者进行隔离与预防。

(2)应减少转运,当需要转动时,医务人员应注意防护。

(3)患者病情容许时,应戴外科口罩,并定期更换。应限制患者的活动范围。

(4)患者之间、患者与探视者之间相隔距离在1m以上,探视者应戴外科口罩。

(5)加强通风,或进行空气的消毒。

2. 医务人员的防护

(1)应严格按照区域流程,在不同的区域穿戴不同的防护用品,离开时按要求摘脱,并正确处理使用后物品。

(2)与患者近距离(1m以内)接触,应戴帽子、医用防护口罩;进行可能产生喷溅的诊疗操作时,应戴护目镜或防护面罩,穿防护服;当接触患者及其血液、体液、分泌物、排泄物等物质时应戴手套。

（五）其他传播途径疾病的隔离与预防

应根据疾病的特性，采取相应的隔离与防护措施。

1. 患者的隔离

（1）将患者安置于有效通风的隔离病房或隔离区域内，必要时置于负压病房隔离。

（2）严格限制探视者；如需探视，探视者应正确穿戴个人防护用品，并遵守手卫生规定。

（3）限制患者活动范围，离开隔离病房或隔离区域时，应戴外科口罩。

（4）应减少转运，当需要转运时，医务人员应注意防护。

2. 医务人员的防护

（1）医务人员应经过专门的培训，掌握正确的防护技术，方可进入隔离病区工作。

（2）应严格按防护规定着装。不同区域应穿不同服装，且服装颜色应有区别或有明显标志。

（3）医务人员防护用品穿脱程序

①穿戴防护用品应遵循的程序：

清洁区进入潜在污染区：洗手，戴帽子→戴医用防护口罩→穿工作衣裤→换工作鞋→进入潜在污染区。手部皮肤破损的戴乳胶手套。

从潜在污染区进入污染区：穿隔离衣或防护服→戴护目镜/防护面罩→戴手套→穿鞋套→进入污染区。

为患者进行吸痰、气管切开、气管插管等操作，可能被患者的分泌物及体内物质喷溅的诊疗护理工作前，应戴防护面罩或全面型呼吸防护器。

②脱防护用品应遵循的程序：

医务人员离开污染区进入潜在污染区前：摘手套、消毒双手→摘护目镜/防护面罩→脱隔离衣或防护服→脱鞋套→洗手和/或手消毒→进入潜在污染区,洗手或手消毒。

用后物品分别放置于专用污物容器内。

从潜在污染区进入清洁区:洗手和/或手消毒→脱工作服→摘医用防护口罩→摘帽子→洗手和/或手消毒→进入清洁区。

离开清洁区:沐浴、更衣→离开清洁区。

(4)穿、脱防护用品的注意事项

①医用防护口罩的效能持续应用6~8小时,遇污染或潮湿,应及时更换。

②离开隔离区前应对佩戴的眼镜进行消毒。

③医务人员接触多个同类传染病患者时,防护服可连续应用。

④接触疑似患者,防护服应每个患者之间进行更换。

⑤防护服被患者血液、体液、污物污染时,应及时更换。

⑥戴医用防护口罩或全面型呼吸防护器应进行面部密合性试验。

(5)隔离区工作的医务人员应每日监测体温两次,体温超过37.5℃及时就诊。

(6)医务人员应严格执行区域划分的流程,按程序做好个人防护,方可进入病区。下班前应沐浴、更衣后,方可离开隔离区。

3. 空气与物体表面的消毒 应遵循《消毒技术规范》。

第三节 手部卫生管理制度与规范

一、手部卫生管理制度

医护人员手污染是造成医院感染的重要传播途径,规范洗手对控制医院感染有着极其重要的意义。

1. 洗手规范化 各病室及诊疗室均有流动水洗手设施,擦手毛巾每日消毒,保持清洁、干燥。

2. 严格洗手制度　各病房做处置的治疗车上均配备快速手消毒剂,携带方便,可随时进行手部消毒。

3. 加强重点科室管理　重点科室安装触摸式、脚踏式洗手设备、干手机,专人专床配备快速手消毒剂。

4. 监督检查要落实　由院内控感办公室不定期对各临床科室进行抽查。随机对手术医生和洗手护士做手部细菌培养,按消毒隔离评分标准进行评价,提高医护人员手部消毒的依从性。

5. 增加专业化培训　以切断医院感染传播途径为专题,定期对全院医护人员进行规范化培训,目的是强化医护人员的洗手意识,使手部卫生从制度变为自觉行为,形成手部卫生的医院文化。

二、手部卫生实施规范

1. 制定和落实医护人员手部卫生管理制度。
2. 为执行手部卫生提供必需的保障,配置有效、便捷的手部卫生设备和设施。
3. 正确应用七部洗手法。
4. 医护人员在下面几种情况必须洗手或进行手消毒:
(1)接触病人前后。
(2)摘除手套后。
(3)进行侵入性操作前。
(4)接触病人体液、排泄物、黏膜、破损的皮肤或伤口敷料后。
(5)从病人脏的身体部位转到干净的部位。
(6)直接接触、接近病人的无生命物体后。

第四节 常见多重耐药菌感染患者的隔离和措施

1. 医生开具接触隔离医嘱并执行单间或床旁隔离(首选单间,同病原同室,次选床旁隔离),培养阴性或临床好转可解除隔离。
2. 通知并宣教科室医护人员及工勤人员执行接触隔离措施。
3. 床旁悬挂蓝色接触隔离标识牌,病历夹贴蓝色接触隔离标识帖。
4. 床旁设置快速手消毒液;入室前后、接触病人后、接触污染物后进行手部卫生,戴手套操作时脱去手套后洗手或手消毒。
5. 固定用物,用后一人一用清洁消毒。
6. 医务人员接触病人应戴口罩,可能污染时穿隔离衣,必要时或近距离操作时戴防护眼镜。
7. 每天床单元清洁、擦拭消毒,卫生洁具每日消毒;患者出院进行终末消毒。
8. 定时开窗通风,必要时进行消毒。
9. 生活垃圾按感染性废物处置,使用专用密闭式垃圾桶和利器盒。
10. 可依据药敏结果合理使用抗菌药物。
11. 根据医院感染诊断标准属医院感染病例者填报医院感染病例登记表。
12. 转科时必须通知该诊疗科室,向接收方说明对该病人应使用接触传播预防措施。
13. VRE、MRSA 首选单间隔离,也可同种病原同室隔离,不可与气管插管、深静脉留置导管、有开放伤口或者免疫功能抑制患者安置同一房间。隔离病房确实不足时考虑床边隔离,当感染较多时,应保护性隔离未感染者。

第五节 导管相关性血行感染预防控制措施

留置血管内导管是救治危重患者、实施特殊用药和治疗的医疗操作技术,但置管后的患者存在发生感染的危险,为有效预防导管相关性血行感染,结合我院实际,特制定以下预防控制措施。

一、置管时的预防措施

1. 严格执行无菌技术操作规程。置管时应当遵守最大限度的无菌屏障要求。置管部位应当铺大无菌单(巾);置管人员应当戴帽子、口罩、无菌手套,穿无菌手术衣。

2. 严格按照《医务人员手卫生规范》,认真洗手并戴无菌手套,尽量避免接触穿刺点皮肤,置管过程中手套污染或破损应当立即更换。

3. 置管使用的医疗器械、器具等医疗用品和各种敷料必须达到灭菌水平。

4. 选择合适的静脉置管穿刺点,成人中心静脉置管时应首选锁骨下静脉,尽量避免使用颈静脉和股静脉。

5. 采用卫生行政部门批准的皮肤消毒剂消毒穿刺部位皮肤,自穿刺点由内向外以同心圆方式消毒,消毒范围应当符合置管要求。消毒后皮肤穿刺点应当避免再次接触。皮肤消毒待干后,再进行置管操作。

6. 患疖肿、湿疹等皮肤病或患感冒、流感等呼吸道疾病,以及携带或感染多重耐药菌的医务人员,在未治愈前不应当进行置管操作。

二、置管后的预防措施

1. 应当尽量使用无菌透明、透气性好的敷料覆盖穿刺点,对于高热、出汗、穿刺点出血、渗出的患者应当使用无菌纱布覆盖。

2. 应当定期更换置管穿刺点覆盖的敷料。更换间隔时间为:无菌纱布为1次/2天,无菌透明敷料为1～2次/周,如果纱布或敷料出现潮湿、松动、可见污染时应当立即更换。

3. 医务人员接触置管穿刺点或更换敷料时,应当严格执行手卫生规范。

4. 保持导管连接端口的清洁,注射药物前,应当用75%酒精或含碘消毒剂进行消毒,待干后方可注射药物。如有血迹等污染时,应当立即更换。

5. 告知置管患者在沐浴或擦身时,应当注意保护导管,不要把导管淋湿或浸入水中。

6. 在输血、输入血制品、脂肪乳剂后的24小时内或者停止输液后,应当及时更换输液管路。外周及中心静脉置管后,应当用生理盐水或肝素盐水进行常规冲管,预防导管内血栓形成。

7. 严格保证输注液体的无菌。

8. 紧急状态下的置管,若不能保证有效的无菌原则,应当在48小时内尽快拔除导管,更换穿刺部位后重新进行置管,并做相应处理。

9. 怀疑患者发生导管相关感染,或者患者出现静脉炎、导管故障时,应当及时拔除导管。必要时应当进行导管尖端的微生物培养。

10. 医务人员应当每天对保留导管的必要性进行评估,不需要时应当尽早拔除导管。

11. 导管不宜常规更换,特别是不应当为预防感染而定期更换中心静脉导管和动脉导管。

三、其他预防措施

1. 临床发现导管相关性血行感染病例,立即通过医院感染报告系统报告,感染管理科根据情况适时进行流行病学调查及采取控制措施。
2. 在高危科室进行导管相关性血行感染的目标性监测。
3. 适时对医务人员进行相关知识宣教。

第六节 导尿管相关尿路感染的预防控制措施

一、导尿管相关尿路感染的定义及诊断

导尿管相关尿路感染主要是指患者留置导尿管后,或者拔除导尿管48小时内发生的泌尿系统感染。临床诊断:患者出现尿频、尿急、尿痛等尿路刺激症状,或者有下腹触痛、肾区叩痛,伴有或不伴有发热,并且尿检白细胞男性≥5个/高倍视野,女性≥10个/高倍视野,插导尿管者应当结合尿培养。

二、导尿管相关尿路感染预防控制措施

医务人员应当接受关于无菌技术、导尿操作、留置导尿管的维护以及导尿管相关尿路感染预防的培训和教育,熟练掌握相关操作规程。

1. 置管前

(1)严格掌握留置导尿管的适应证,避免不必要的留置导尿。医务人员应当对患者发生导尿管相关尿路感染的危险因素进行评估,实施预防和控制导尿管相关尿路感染的措施。

(2)仔细检查无菌导尿包,如导尿包过期,外包装破损、潮湿,

应立即更换导尿包。

(3)根据患者年龄、性别、尿道等情况选择合适大小、材质的导尿管,最大限度降低尿道损伤和尿路感染。

(4)对留置导尿管的患者,应当采用密闭式引流装置。

(5)告知患者留置导尿管的目的、配合要点和置管后的注意事项。

2. 置管时

(1)医务人员要严格按照《医务人员手卫生规范》,认真洗手后,戴无菌手套实施导尿术。

(2)严格遵循无菌操作技术原则留置导尿管,动作要轻柔,避免损伤尿道黏膜。

(3)正确铺无菌巾,避免污染尿道口,保持最大的无菌屏障,操作无污染。

(4)按导尿操作要求充分消毒尿道口,防止污染。用0.5%碘伏消毒剂消毒尿道口及其周围皮肤黏膜,一次只能使用一个棉球,不得重复使用。男性:先协助患者洗净包皮及冠状沟,然后自尿道口、龟头向外旋转擦拭消毒。女性:先按照由上至下、由内向外的原则清洗外阴,然后清洗并消毒尿道口、前庭、两侧大小阴唇,最后会阴、肛门。

(5)导尿管插入深度适宜,男性20~22cm,女性4~6cm,插入后,向水囊注入10~15ml无菌水,轻拉尿管以确认尿管固定稳妥,不会脱出,避免损伤尿道。

(6)置管过程中,指导患者放松,协调配合,避免污染,如尿管被污染应当重新更换尿管。

3. 置管后

(1)妥善固定尿管,避免打折、弯曲,保证集尿袋高度低于膀胱水平,避免接触地面,防止逆行感染。

(2)保持尿液引流装置密闭、通畅和完整,活动或搬运时夹闭引流管,防止尿液逆流。

(3)应当及时清空集尿袋中尿液。清空集尿袋中尿液时,要遵循无菌操作原则,避免集尿袋的出口触碰到收集容器。

(4)留取小量尿标本进行微生物病原学检测时,应当消毒导尿管远端后,使用无菌注射器抽取标本送检。在符合"留置导尿管所致尿路感染"诊断标准时,应及时获得治疗,72小时无效则需重复病原学检查。

(5)不应当常规使用含消毒剂或抗菌药物的溶液进行膀胱冲洗或灌注以预防尿路感染。

(6)应当保持尿道口清洁,大便失禁的患者清洁后还应当进行消毒。留置导尿管期间,应当每日清洁或冲洗尿道口。

(7)患者沐浴或擦身时应当注意对导管的保护,不应当把导管浸入水中。

(8)长期留置导尿管患者,不宜频繁更换导尿管(2周一次、一次性集尿袋每日一次,子母式或抗反流每周一次)。若导尿管阻塞或不慎脱出时,以及留置导尿装置的无菌性和密闭性被破坏时,应当立即更换导尿管。

(9)患者出现尿路感染时,应当及时更换导尿管,并留取尿液进行微生物病原学检测。

(10)每天评估留置导尿管的必要性,不需要时尽早拔除导尿管,尽可能缩短留置导尿管时间。

(11)对长期留置导尿管的患者,拔除导尿管时,应当训练膀胱功能。

(12)医护人员在维护导尿管时,要严格执行手卫生。

(13)有完整的操作、观察与处置记录。

三、循证医学不推荐的预防措施

1.全身预防性使用抗菌药物。

2. 使用含消毒剂或抗菌药物的生理盐水进行膀胱冲洗或灌注预防泌尿道感染。

3. 引流袋内加入抗菌剂。

4. 抗微生物药物包裹的导尿管。

5. 每天用灭菌剂清洗会阴。

第四章

肿瘤内科危重患者规范化管理

第一节　肿瘤内科急危重症患者规范化流程管理规定

一、危重患者安全护理制度

1. 危重患者的特点是病情重而复杂,变化快,随时都有发生生命危险的可能,因此,对危重患者必须给予严密、全面的观察,及时分析、评估病情变化和治疗护理的效果,提供有效护理。

2. 危重患者初诊或病情变化时,如医生未到场,接诊护士应做初步抢救处理,如吸氧、开辟静脉通道等,待医师赶到后密切配合抢救。执行口头医嘱必须复述无误后方可执行,并保留所有安瓿,经两人核对后方可丢弃,并及时、据实补记。

3. 危重患者护理记录应真实、准确、及时,时间记录至分钟。

4. 认真做好基础护理,防止并发症的发生。

5. 做好各种导管护理,各导管标识醒目,衔接正确、牢固,避免误用,保持通畅。

6. 及时正确采集各种血、尿、便、痰、引流液等标本,及时送检。

7. 严密观察和记录患者病情及生命体征的变化,掌握患者主要治疗、护理及潜在并发症的风险,做好预防性护理。

8. 对意识丧失、谵妄、躁动的患者要注意保护其安全,酌情使用保护具,防止意外发生。

9. 严格执行核心制度和护理操作规程,注意安全措施的落实,严防误伤、烫伤、咬伤、抓伤、撞伤、坠床等情况发生。

10. 加强与患者家属的沟通交流,增强了解、支持,对创伤性检查和护理操作必须取得患者或家人知情同意,尊重患者人格,维护患者隐私和自主权。

11. 护理中遇到疑难问题,本病区护士长应及时组织讨论,酌情申请护理会诊,解决护理难题。

12. 因病情需要转院、转科、手术时,严格按照"患者转入、转出流程"执行。

二、危重患者风险评估制度

为使危重患者得到客观科学的评估,协助医生做出详细科学的治疗计划,当患者病情变化的时候能够及时调整、修改治疗方案,保障危重患者生命安全,现结合我院实际情况,制定危重患者风险评估制度。

(一)评估范围

1. 新入院的危急重症患者、发"病情通知书"或"病危通知书"的患者。

2. 住院期间突发病情变化、有意外发生的患者。

(二)评估形式

根据患者病情变化及时评估、再评估。

(三)评估程序

1. 主管护士对危重患者进行护理风险评估,及时填写《危重患者护理风险评估表》,危重患者发生病情变化时,需填写"病情变化时评估"。

2. 危重患者发生特殊情况,主管护士难以评估及处理,应及时向护士长请示,必要时可申请护理会诊,集体评估。

3. 所有的评估结果应告知患者或其病情委托人,病人不能知晓或无法知晓的,必须告知病人委托的家属或其直系亲属。

4. 对症状危急、有生命危险的病人延时评估,实行先抢救后评估,评估时以保证病人安全为原则。

5. 护理部定期实施检查、考核、评价和监管危重患者护理风险评估工作,对考核定期分析,及时反馈,落实整改,保证护理质量。

三、危重患者护理常规

危重患者病情重而复杂、变化快,随时可能发生生命危险,护士应全面、仔细、缜密地观察病情,判断疾病转归;危重病人身体极度衰弱,抵抗力低,治疗措施多,易引起合并症,护士应加强各方面的护理,预防并发症的发生,减轻病人的痛苦,促进早日康复;必要时设专人护理,并于护理记录单上详细记录观察结果、治疗经过、护理措施,以供医护人员进一步诊疗、护理时作参考。

(一)危重病人常见的护理诊断

1. 有误吸的危险 与意识障碍、咳嗽及吞咽反射减弱或消失等有关。
2. 有皮肤完整性受损的危险 与长期卧床、营养不良、意识障碍等有关。
3. 营养失调 与机体分解代谢增强、摄入量减少有关。
4. 自理缺陷 与病人体力及耐力下降、意识障碍等有关。
5. 有受伤的危险 与意识障碍有关。
6. 尿潴留 与膀胱逼尿肌无力、缺乏隐蔽环境有关。
7. 完全性尿失禁 与意识障碍有关。
8. 便秘 与摄入量减少、不活动等有关。
9. 大便失禁 与意识障碍、直肠括约肌失控、认知受损有关。
10. 焦虑 与面临疾病威胁有关。

(二)护理措施

1. 根据病人病情执行分级护理制度,安置病人适宜卧位。
2. 严密观察病情变化,做好抢救准备:密切观察病人的生命体征、意识、瞳孔及其他情况,随时了解心、肺、脑、肝、肾等重要脏器的功能及治疗反应与效果,及时、正确地采取有效的救治措施。
3. 保持呼吸道通畅:清醒病人应鼓励定时做深呼吸或轻拍背部,以助分泌物咳出;昏迷病人应使病人头偏向一侧,及时吸出呼吸道分泌物,保持呼吸道通畅,并通过咳嗽训练、肺部物理治疗、吸痰等,预防分泌物淤积、坠积性肺炎及肺不张等。
4. 加强临床护理,落实生活护理,做到"三短九洁、三到床头"(三短:头发、胡须、指甲短;九洁:头发、眼、身、口、鼻、手足、会阴、肛门、皮肤清洁;三到床头:饭、药、水到患者床头)。

(1)眼睛护理:对眼睑不能自行闭合者应注意眼睛护理,可涂眼药膏或覆盖油性纱布,以防角膜干燥而致溃疡、结膜炎。

(2)口腔护理:保持口腔卫生,增进食欲。对不能经口腔进食者,应做好口腔护理,防止发生口腔炎症、口腔溃疡、腮腺炎、中耳炎、口臭等。

(3)皮肤护理:做到"六勤一注意",即:勤观察、勤翻身、勤擦洗、勤按摩、勤更换、勤整理,注意交接班。

5. 肢体被动锻炼:病情平稳时,协助患者进行伸屈、内收、外展、内旋、外旋等被动肢体运动,并同时做按摩,以促进血液循环,增加肌肉张力,帮助恢复功能,预防肌腱、韧带退化,肌肉萎缩,关节僵直,静脉血栓形成和足下垂的发生。
6. 补充营养和水分:协助自理缺陷的病人进食,对不能进食者,可采用鼻饲或完全胃肠外营养。对大量引流或额外体液丧失等水分丢失较多的病人,应注意补充足够的水分。
7. 维持排泄功能:协助病人大小便,必要时给予人工通便及在无菌操作下进行导尿术,留置尿管者执行尿管护理常规。

8. 保持各类导管通畅：应注意妥善固定、安全放置各种引流管，防止扭曲、受压、堵塞、脱落，保持其通畅。同时应注意严格无菌技术，防止逆行感染。

9. 确保病人安全：对谵妄、躁动和意识障碍的病人要注意安全，合理使用防护用具，防止意外发生；牙关紧闭、抽搐的病人，可使用牙垫、开口器，防止舌咬伤，同时暗化病室，避免因外界刺激引起抽搐；准确执行医嘱，确保病人的医疗安全。

10. 心理护理：危重病人常常会表现出各种各样的心理问题，如突发的意外事件或急性起病的病人常常表现为恐惧、焦虑、悲伤、过分敏感等；慢性病加重的病人，常常表现为消极、多疑、绝望等，因此，在抢救病人生命的同时，应做好心理护理。

11. 危重患者病情及治疗观察要点应及时、准确记录。

四、急危重症患者处理应急预案

1. 通过本预案，为患者提供快捷、安全、有效的诊治服务，提高危急重患者的抢救成功率。为此，对危重患者的处理，制定规范的应急措施。

2. 及时协助医生进行各项检查，做到快速有效、协调有序。

3. 确保各种医疗设备状态良好，随时投入使用。

4. 各项检查及时落实结果，妥善保存，认真分析。

5. 及时上报护士长，并认真做好记录。

6. 注意用药原则、药物禁忌、不良反应。

7. 注意与患者及家属沟通，建立协调配合的良好关系，以利于患者抢救治疗。

8. 快速完成生命体征的测量和记录。病情紧急可先下口头医嘱由护士复述后执行，抢救结束后立即据实补记。

9. 严重大出血、休克或心肺功能不全等，应在立即进行紧急抢救的同时，迅速报告本科上级医师到达现场参加抢救。如上级医师处理仍有困难,要迅速向科主任报告,科主任要立即调动本科人员,并与相关科室联系参与抢救。紧急情况下可口头或电话会诊,但应据实补记会诊记录。

10. 在发生医疗纠纷或可能发生医疗纠纷前兆时,值班护士要迅速报告值班医生和护士长到场处理,做好病历记录等文书工作,听取患者及家属的意见和要求。然后组织本科有关人员进行讨论,写出书面意见向护理部汇报。

五、危重患者规范化护理工作流程

具体内容见图4-1-1。

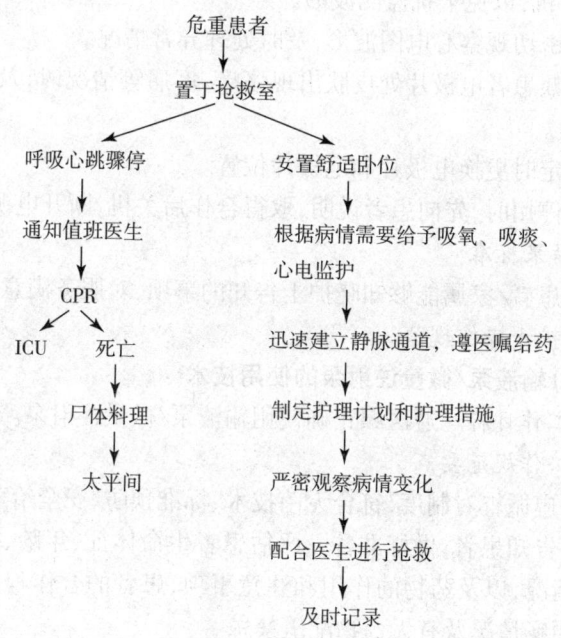

图4-1-1 危重患者规范化护理工作流程图

六、危重患者护理技术规范

(一)心电监测技术

1. 工作目标　遵医嘱正确监测患者心率、心律变化,动态评价病情变化,为临床治疗提供依据。

2. 工作规范要点

(1)评估患者病情、意识状态、皮肤状况。

(2)对清醒患者,告知监测目的,取得患者合作。

(3)正确选择导联,设置报警界限,不能关闭报警声音。

(4)嘱患者不要自行移动或者摘除电极片,避免在监测仪附近使用手机,以免干扰监测波形。

(5)密切观察心电图波形,及时处理异常情况。

(6)嘱患者电极片处皮肤出现瘙痒、疼痛等情况时,及时告诉医护人员。

(7)定时更换电极片和电极片位置。

(8)停用时,先向患者说明,取得合作后关机,断开电源。

3. 结果标准

(1)患者/家属能够知晓护士告知的事项,对服务满意。

(2)护士操作规范。

(二)输液泵/微量注射泵的使用技术

1. 工作目标　遵医嘱正确使用输液泵/微量注射泵。

2. 工作规范要点

(1)遵循查对制度,符合无菌技术、标准预防、安全给药原则。

(2)告知患者,做好准备。评估患者生命体征、年龄、病情、心功能等情况,以及药物的作用和注意事项、患者的合作程度、输注通路的通畅情况及有无药物配伍禁忌。

(3)告知患者输注药物名称及注意事项。

(4)告知患者使用输液泵/微量注射泵的目的、注意事项及使用过程中不可自行调节。

(5) 妥善固定输液泵/微量注射泵,按需设定参数。

(6) 随时查看指示灯状态。

(7) 观察患者输液部位状况,观察用药效果和不良反应,发生异常情况及时与医师沟通并处理。

3. 结果标准

(1) 患者/家属能够知晓护士告知的事项,对服务满意。

(2) 护士操作规范。

(三) 雾化吸入疗法

1. 工作目标　遵医嘱为患者提供剂量准确、安全、雾量适宜的雾化吸入。

2. 工作规范要点

(1) 遵循查对制度,符合标准预防、安全给药的原则。

(2) 遵医嘱准备药物和雾化装置,并检查装置性能。

(3) 了解患者过敏史、用药史、用药目的、患者呼吸状况及配合能力。

(4) 告知患者治疗目的、药物名称,指导患者配合。协助患者取合适体位。

(5) 调节适宜的雾量,给患者戴上面罩或口含嘴,指导患者吸入。气管切开的患者,可直接将面罩置于气管切开造口处。

(6) 观察患者吸入药物后的反应及效果。

(7) 雾化吸入的面罩、口含嘴一人一套,防止交叉感染。

3. 结果标准

(1) 患者/家属能够知晓护士告知的事项,对服务满意。

(2) 操作过程规范、安全,达到预期目的。

(四) 血糖监测

1. 工作目标　遵医嘱准确测量患者血糖,为诊断和治疗提供依据。

2. 工作规范要点

(1) 遵循查对制度,符合无菌技术、标准预防原则。

(2) 告知患者监测血糖的目的,做好准备。评估患者穿刺部位皮肤状况。

(3) 确认血糖仪的型号与试纸型号一致,正确安装采血针,确认监测血糖的时间(如空腹、餐后 2 小时等)。

(4) 确认患者手指消毒剂干透后实施采血,采血量充足,应使试纸试区完全变成红色。

(5) 指导患者穿刺后按压 1~2 分钟。

(6) 将结果告知患者/家属,做好记录并通知医师。

(7) 对需要长期监测血糖的患者,穿刺部位应轮换,并指导患者血糖监测的方法。

3. 结果标准

(1) 患者/家属能够知晓护士告知的事项,对服务满意。

(2) 操作过程规范,结果准确。

(五) 经鼻/口腔吸痰法

1. 工作目标　充分吸出痰液,保持患者呼吸道通畅,确保患者安全。

2. 工作规范要点

(1) 遵循无菌技术、标准预防、消毒隔离原则。

(2) 告知患者做好准备,如有义齿应取出。

(3) 评估患者生命体征,病情,意识状态,合作程度,氧疗情况,SpO_2,咳嗽能力,痰液的颜色、量和黏稠度,按需吸痰。

(4) 选择粗细、长短、质地适宜的吸痰管。吸痰管应一用一换。

(5) 吸痰前后给予高流量氧气吸入 2 分钟。

(6) 调节合适的吸痰压力。

(7) 插入吸痰管时不要带负压。吸痰时应旋转上提,自深部向上吸净痰液,避免反复上提。每次吸痰时间小于15秒。

(8) 吸痰过程中密切观察患者的痰液情况、心率和 SpO_2,当出现心率下降或 SpO_2 低于 90% 时,立即停止吸痰,待心率和 SpO_2 恢复后再吸,判断吸痰效果。

(9) 吸痰过程中应鼓励患者咳嗽。

3. 结果标准

(1) 清醒的患者能够知晓护士告知的事项,并配合操作。

(2) 护士操作过程规范、安全、有效。

(六) 氧气吸入技术

1. 工作目标　遵医嘱给予患者氧气治疗,改善患者缺氧状态,确保用氧安全。

2. 工作规范要点

(1) 评估患者病情、呼吸状态、缺氧程度、鼻腔情况。

(2) 告知患者安全用氧目的及注意事项,强调不能自行调节氧流量,做好四防,即防震、防火、防热、防油。

(3) 遵医嘱选择合适的氧疗方法。

(4) 遵医嘱根据病情调节合适的氧流量。

(5) 使用氧气时,应先调节氧流量后应用。停用氧气时,应先拔出导管或面罩,再关闭氧气开关。

(6) 密切观察患者氧气治疗的效果,发现异常及时报告医师处理。

(7) 严格遵守操作规程,注意用氧安全。

3. 结果标准

(1) 患者/家属能够知晓护士告知的事项,对服务满意。

(2) 确保吸氧过程安全。

第二节 肿瘤内科专科护理常规

一、肿瘤内科病人一般护理常规

1. 保持病室清洁、空气流通及适宜的温湿度。
2. 热情接待新病人,妥善安置病人床位。介绍入院须知,及时通知管床医师。
3. 遵医嘱给予分级护理。
4. 根据病情给予适宜卧位。
5. 严密观察生命体征及病情变化,勤巡视。发现病情变化及时通知医师,并做好记录。
6. 饮食遵医嘱执行。宜进食高热量、高维生素、高蛋白的饮食。
7. 及时为化疗病人做好相关的健康教育。
8. 主动关心病人,做好心理护理,鼓励病人树立战胜疾病的信心,配合治疗。
9. 长期卧床病人做好基础护理,预防压疮的护理。
10. 根据病人情况,执行保护性医疗。
11. 做好病人的出院宣教,包括饮食、服药、运动及复诊时间。

二、肿瘤内科疾病护理常规

(一) 化疗一般护理常规

1. 按内科护理常规。
2. 入院时测身高、体重,以后每周测体重一次,以便根据身高、体重计算化疗药的剂量。
3. 了解患者的病情,全身状态,血象,肝、肾功能以及胃肠疾病。

4. 做好患者的心理护理，给予安慰解释，讲解有关化疗知识，增强患者对治疗的信心并取得合作。

5. 进食高热量、高蛋白、高维生素且易消化的饮食，少量多餐，鼓励患者多饮水。

6. 按医嘱准备药物，熟悉常用抗癌药物作用、给药方法和毒性反应，了解患者的治疗方案。注意药物的配伍禁忌，现配现用，不得放置，掌握药物的剂量、用法，明确给药的速度、顺序及间隔时间。

7. 化疗过程中，保护血管，防止静脉炎和药物外渗引起组织损伤。

（1）使用外周静脉输液时，尽量选择前臂静脉，避开关节、肌腱、韧带，避免使用钢针，患者有上肢静脉压迫时，应采用下肢静脉输液。

（2）静脉冲入化疗药时，应边抽吸回血边注药，注药完毕后继续输入生理盐水或葡萄糖液，确保不发生外漏。

（3）对刺激性较强的化疗药物，应选用 PICC 或深静脉如锁骨静脉、颈内静脉或股静脉等给药。

（4）若发生药物外渗，按化疗药物外渗处理原则，及时给予处理。

8. 在化疗中，要注意观察患者的病情变化，随时注意体温、脉搏、呼吸、血压、神志等变化，有无感染性疾病所致全身毒性反应，如畏寒、发热、乏力、食欲减退、体重减轻、衰竭等，以及本系统疾病的局部表现如咳嗽、咳痰、咯血、哮喘、胸痛等，有无药物毒性反应发生，如出血、呕吐、皮疹、便秘、腹泻、便血等，应及时报告医生，给予对症处理。

9. 用药前给镇静止吐剂，以减轻胃肠道副反应。

10. 遵医嘱每周至少查血象一次，发现血象下降的患者，因其身体抵抗力差，应加强基础护理，并做好卫生宣教工作，以预防感染。如白细胞计数小于$1.0 \times 10^9/L$,必须给予保护性隔离,保持口腔清洁,注意观察口腔黏膜的变化,预防感染。

(二)化疗操作防护常规

1. 化疗药物应在配置中心配置,并严格按照操作规程进行;无条件在配置中心配药时,要在具有通风装置的治疗室进行。

2. 护士操作前要做好防护措施,戴一次性口罩、帽子、防护眼镜、双层手套(内层为聚氯乙烯、外层为乳胶手套),操作中如有破损要立即更换;外穿一次性隔离衣;操作台面要覆以一次性防护垫,减少药液污染。

3. 锯粉针安瓿时要先轻弹其瓶颈,使附着的药粉降至瓶底,打开安瓿时应垫以无菌纱布,以防划破手套;溶解药物时溶酶应沿瓶壁缓慢注入瓶底,待药粉浸透后再搅动,以防粉末溢出。

4. 瓶装药物稀释及抽取药液时应插入双针头,以排除瓶内压力防止针栓脱出造成污染;并要求抽吸药液后在瓶内排气后再拔针,不使药液排于空气中。

5. 抽吸药液要选用一次性注射器,并注意抽出的药液不超过注射器容量的3/4;抽好的药液放于垫有聚氯乙烯膜的无菌盘内备用。

6. 完成全部化疗药配置后,撤掉一次性防护垫,并用75%酒精擦拭操作柜或操作台面,所用一次性物品及空药瓶放在黄色垃圾袋内统一焚烧处理。

7. 护士操作后脱去手套,用肥皂及流动水彻底洗手,下班前进行沐浴更衣,减轻其毒副作用。

8. 静脉给药护士操作前做好个人防护;静脉滴注药液时注射溶液以不需排气管的塑料软包装袋为宜,减少化疗药物通过排气管在空气中挥发,同时利于污染物回收处理。

9. 在配药及加药过程中如有化疗药物外溅时,应立即标明污染范围,避免其他人员接触,并立即用纱布吸附(粉剂应用湿纱布),再用肥皂和水擦洗污染表面,最后用75%酒精擦拭。如不慎将药液溅到皮肤或眼内,应立即用肥皂水或生理盐水彻底洗净。

10. 处理化疗后患者的排泄物、分泌物及呕吐物时必须戴手套,水池及马桶用后要反复冲洗;由于化疗药物可以通过呼吸及汗液排泄,所以化疗后患者的病室要加强通风。

11. 化疗护士应采用轮换制,防止长期连续接触化疗药物。每年定期为化疗护士查血象;孕期及哺乳期护士应尽量避免接触化疗药。

12. 化疗护士每年应有假期集中安排休假。

(三)肺癌内科护理常规

1. 按内科一般护理常规。

2. 按化疗一般护理常规。

3. 协助患者进行各项常规检查,了解患者的心、肺功能情况。

4. 做好健康宣教,劝患者戒烟,加强口腔卫生。

5. 指导患者进食高蛋白、高维生素且易消化饮食,避免刺激性食物,禁饮浓茶;根据病情做好饮食指导。

6. 注意保暖,预防感冒,鼓励适当活动。

7. 病室内空气消毒,定时通风,保持空气清新;房间内勿摆放鲜花,避免细菌滋生及花粉刺激。

8. 指导患者有效咳嗽、咳痰,观察痰液的性质、量,指导留取痰标本。

9. 呼吸困难取半卧位、吸氧,有窒息现象的报告医生,备气切包。呼吸衰竭的患者出现兴奋、烦躁、谵妄时慎用镇静药,禁用吗啡和地西泮等呼吸抑制药。

10. 按医嘱严格执行化疗方案的顺序给药,注意药物配伍禁忌,严密观察药物的不良反应。

11. 对胸腔积液的患者配合医生做胸腔置管引流,留取标本送检;引流过程中,注意观察患者有无胸痛、咳嗽、大汗等不适;注意观察引流液的性质、量,置管处的皮肤情况,严密观察生命体征,做好患者的心理护理。

12. 患者胸腔注药后,指导并协助患者翻身,观察注药后反应。

13. 对上腔静脉压迫综合征的患者,协助采取舒适卧位,尽量采用下肢静脉输液。

14. 对痰中带血的患者,遵医嘱给予止血药物;观察咯血量、色,大量咯血时立即通知医生,给予抢救处理。

15. 对疼痛的患者,评估疼痛的部位、性质、等级、持续时间,遵医嘱给予三阶梯止痛药物,并观察药物疗效及副作用,做好心理护理(详见癌症疼痛护理常规)。

16. 患者化疗后出现骨髓抑制,白细胞 $<1.0\times10^9$/L 时,予保护性隔离。

(四) 支气管肺癌临床路径标准护理常规

1. 化疗前护理常规

(1) 介绍病房环境、设施和设备。

(2) 做好入院护理评估。实施相应级别护理。

(3) 给予静脉抽血。

(4) 告知相关检验项目及注意事项,指导并协助患者到相关科室进行检查。

(5) 辅助戒烟。

2. 化疗期间护理常规

(1) 做好化疗的相关宣教,告知患者化疗期间注意事项。

(2) 做好饮食指导。

(3) 观察疗效、各种药物作用和副作用。

3. 出院前一天护理常规

(1) 观察患者一般情况。

(2) 观察疗效、各种药物作用和副作用。

(3) 给予恢复期生活护理和心理护理。

(4) 做好出院准备宣教。

4. 出院护理常规

（1）告知复诊计划、就医指征。

（2）帮助患者办理出院手续。

（3）做好出院带药的指导。

（五）淋巴瘤护理常规

1. 做好心理护理，帮助患者解除思想顾虑，增强战胜疾病的信心。

2. 保持室内温度、湿度适宜，空气新鲜，定时通风换气，严格执行探视陪住制度，防止交叉感染。

3. 给予高蛋白、高维生素、高热量饮食，如有食欲减退、恶心、呕吐等胃肠道反应，可按医嘱给予镇静止吐药。

4. 加强口腔护理。淋巴瘤患者抵抗力低下，易造成口腔感染，饭前饭后应用温水漱口，如合并真菌感染用3%苏打水漱口。

5. 注意有无头面部及上肢浮肿、口唇紫绀、颈静脉怒张、呼吸困难等上腔静脉压迫症状，保持呼吸道通畅，氧气吸入，并随时做好气管切开的准备，上腔静脉压迫应由下肢静脉注药。

6. 密切观察生命体征及病情变化，密切注意有无腹痛、腹泻、出血倾向、感染征象。

7. 遵医嘱每周查血象1~2次，注意患者血象变化。骨髓抑制严重的患者，实行保护性隔离，预防感染。

（1）体温过高时可致患者脱水，应饮水量达3000ml/d以上。

（2）及时擦干汗液，预防感冒，更换内衣（保持皮肤清洁、干燥）。

（3）遵医嘱应用降温药物和抗生素，并观察用药后的效果。

（4）高热合并出血者禁用酒精擦浴，慎用解热镇痛药。

8. 血小板低于 50×10^9/L 时，密切观察患者有无出血倾向，如皮肤、黏膜、鼻、牙龈出血，血尿，血便及眼底出血等；患者应卧床休息，减少活动，进易消化饮食，忌食过硬食物，防止消化道出血。

呕血时警惕是否有颅内出血和弥漫性血管内凝血的发生,及时通知医生,并做好抢救工作。

9.用药后仔细观察患者体征以判断药物的疗效及副作用,用药期间应多饮水,或遵嘱给予碱性药物,保持尿液碱化,以免发生尿酸性肾病;仔细观察有无心肌毒性反应所致的心率变化、心律失常等,如有异常及时报告医生给予处理。

10.注意皮肤清洁,避免皮肤损伤;出汗多的患者每日用温水擦浴1次,及时更换内衣;注意肛门周围卫生;大便后用温水清洗或1/5000高锰酸钾液坐浴,防止肛门周围脓肿形成。

11.出院时指导患者按期来院化疗,定期复查血象,注意饮食及休息,适度锻炼,避免劳累。

(六)外周血造血干细胞移植护理常规

1.移植前的准备

(1)清洁身体:入室前三日口服肠道不吸收抗生素;进消毒饮食,便后清洗或坐浴;每天两次消毒外耳道、鼻腔、眼睛。入室前1日为其剃去全身所有发毛,修剪指(趾)甲;用1:2000洗必泰液进行药浴30分钟后更换无菌衣、裤、拖鞋入层流室。

(2)全面检查:发现感染或者带菌情况应该积极治疗。

(3)心理护理:向患者及家属讲明移植的重要意义、程序、费用、可能出现的并发症,争取患者配合,并减少紧张及孤独感。

(4)环境准备:入室前层流室病房要彻底清洁,严格消毒,并经细菌学检测符合无菌层流室百级要求后方可使用。室内温度应保持在20℃~28℃,湿度50%~60%。

(5)物品准备:所有进入层流室病房的物品均需高压消毒,不能高压消毒的物品,根据物品的性质选用0.2%过氧乙酸溶液浸泡30分钟、紫外线照射30分钟或环氧乙烷消毒。

(6)外周血干细胞采集:采集目标是单个核细胞达到(MNC)5×10^5/kg,CDTM细胞达到2×10^6/kg。采集物置于-196℃液氮进行冻存。

2. 造血干细胞移植前预处理的护理 移植前受者接受超剂量的化疗和/或全身放射线照射,应根据不同的预处理方案给予相应的护理。预处理期间,输液量要充分,并鼓励患者多饮水。观察尿色及尿量,严格记录出入量。

3. 造血干细胞术的配合 于预处理结束之后 48 小时,将冷冻的干细胞于 40℃ 水浴迅速解冻,然后用无膜输液器快速回输,回输前 15 分钟静脉注射地塞米松,每袋回输于 5~15 分钟以内完成。回输过程指导患者深呼吸,减少二甲亚砜分解产物对呼吸道及胃肠道的刺激,回输后 12 小时内应注意尿量的观察并留取尿标本,观察有无血红蛋白尿的出现。

4. 移植早期护理 每日测体温、脉搏各 4 次,测血压、体重各 1 次,详细记录出入量。观察有无出血、恶心、呕吐、大小便异常情况。嘱患者绝对卧床休息。

5. 预防并发症的护理

(1) 感染:患者经多次放疗、化疗后免疫功能低下,造血功能受损,因而极易发生感染。

①严格执行保护性隔离措施。

②根据口腔 pH 值,选择两种适宜的含漱液,每日用碳酸氢钠液、生理盐水交替含漱数次,氯霉素眼药水及利福平眼药水滴眼每日 3 次;每日用洗必泰液擦浴,便后用稀释碘伏液清洗会阴部,睡前坐浴。

③床单位的用品需灭菌处理,隔日更换一次。层流室内的墙壁、地面用 0.2% 过氧乙酸每日擦拭 2 次,紫外线空气消毒每日 2 次。

④严格遵守 CVC 或 PICC 护理常规。

⑤工作人员入层流室前进行手消毒后,再穿一件隔离衣、鞋套、戴无菌手套方可入室接触患者。一切治疗及护理操作应尽量

集中一次完成,避免多次入室,每次入室人员不超过2人。凡有呼吸道感染及其他传染病的工作人员不得入室。

⑥密切观察病情变化。重视患者主诉,测体温、脉搏、呼吸、血压,听诊肺部有无啰音,注意观察口腔黏膜有无溃疡,如发现感染征象及时向医生报告。

(2)出血

①监测血小板:若血小板小于 $20 \times 10^9/L$ 或有明显出血表现时应按医嘱输血小板,血小板经 2000Gy 照射后输注或用去白细胞滤器;嘱患者卧床休息,少活动,避免外伤,进软食,不可用力大便,并保持情绪稳定。

②病情观察:注意皮肤黏膜有无出血点、淤斑,有无鼻及牙龈出血,观察尿、大便、痰颜色,若发现可疑出血及时通知医生,并按医嘱检查血小板情况。

③健康指导:指导患者勿用手挖鼻,不可用牙签剔牙,不用指甲搔抓皮肤,若发生头痛、恶心、呕吐或视物不清要卧床休息,并通知医护人员。

(3)预防GVHD(移植物抗宿主病)

①预防性用药的护理:静脉点滴环孢素A,持续给药约1个月,以后改为口服。此药有肝、肾毒性,应定期检查肝、肾功能。

②密切观察病情:了解肝功能化验结果;观察全身皮肤有无斑丘疹、水疱或脱屑,巩膜有无黄染;了解每日大便次数、性状。若有GVHD可疑表现应通知医生。

③GVHD发生后的护理:有皮疹、水疱或皮肤大片脱屑者要注意皮肤清洁,保持皮肤完整无破损,勿受压或搔抓以免引起感染。腹泻出现后要记录每日大便次数、量、性状,观察有无肠黏膜大量脱落,记录出入量。出现黄疸时注意其范围及程度。

④用药护理:患者可因大剂量肾上腺皮质激素而诱发消化道出血及感染,故应观察大便颜色及体温变化。若使用抗胸腺肽免

疫球蛋白或抗淋巴细胞球蛋白时,应注意有无过敏反应,并备好急救物品。

6. 心理护理　患者单独居住在层流室易产生紧张情绪并有孤独感,对移植缺乏信心。针对不同的心理情况,可在入室前先参观层流室,熟悉环境,介绍物品的使用、日常生活规律及护理的程序;告知患者可能出现的反应。入室后要求护理人员协助患者完成生活护理,建立良好的沟通,注意倾听患者的主诉,做好解释工作;鼓励其克服困难,增强信心。

(七)消化道肿瘤内科护理常规

1. 按内科一般护理常规。
2. 按消化系统疾病护理常规。
3. 做好心理护理,安慰患者,防止不良精神刺激。注意卧床休息。
4. 进易消化饮食,禁食刺激性食物。腹水、浮肿者给低盐饮食。
5. 腹水患者应监测腹围,准确记录出入量。
6. 癌晚期应注意观察有无肝性脑病征象,如性格行为改变、言谈举止反常、定向障碍、躁狂、意识朦胧、意识消失等。
7. 观察有无出血倾向,有出血时按胃肠道出血护理常规。
8. 黄疸患者常发生皮肤瘙痒,可用1%薄荷乙醇溶液外涂,不可用力抓皮肤,以防皮肤破溃感染。
9. 疼痛患者遵医嘱给予止痛治疗(参照癌症疼痛护理常规)。
10. 有腹部瘘口应注意周围皮肤护理(参照肠造口护理常规)。
11. 化疗期间按化疗护理常规,预防口腔溃疡,饭后用温开水漱口。
12. 介入治疗按介入治疗护理常规。
13. 腹腔化疗患者除按化疗护理常规外,腹腔灌注时应加热液体,避免引起腹膜刺激症状。灌注后嘱患者变换体位,增加化疗药物与腹腔接触的面积。

(八)经皮肘部静脉置管(PICC)护理常规

1. 输液前应先确认导管位置,导管位置正确才能输液。

2. 保持局部清洁干燥,洗澡时先用保鲜膜包好,如有潮湿及时叫护士更换。穿脱衣服时防止将导管拔出。

3. PICC管内有回血时,及时冲管,以免管腔阻塞。

4. 勿用手提重物,并进行置管手臂的屈肘功能锻炼。

5. 出现上肢肿胀时应冷热敷交替,每天2~3次,持续2~3天或酌情处理。注意与置管前手臂的周径比较是否增大。胸壁肿胀时应停止输液,给予50%硫酸镁湿敷,喜疗妥软膏或黄金散调蜜局部敷贴。

6. 如果在输液前或中间有抽血、输血或其他黏滞性药物,应先用20ml生理盐水以脉冲方式冲管后再给药。

7. 至少每7天换无针密闭输液接头1次,发现无针密闭接头里有血液残存,应及时更换。

8. 至少每周更换敷料1次,严格执行无菌操作规程;不可将胶布直接贴到导管体上,导管呈S形固定,使用固定翼;根据需要可以在穿刺点处或接头下方垫一块纱布;如果导管留在体外的长度与初始记录长度不符,应立即酌情处理。

(九)深静脉置管护理常规

1. 保持置管穿刺部位清洁干燥,每周更换敷料1~2次,如分泌物过多或敷料潮湿、松开,应及时更换。

2. 嘱患者咳嗽、用力排便时按压塑料扣,如导管有回血时应及时叫护士处理,以免堵塞导管。

3. 穿脱衣服及睡眠时避免导管拔出,每天可用小镜子观察局部皮肤变化。

4. 每日输液前用生理盐水5~10ml冲管;输液完毕,拔下头皮针,用 0~10U/ml 肝素生理盐水 5~10ml 脉冲式封管。

5. 在给药过程中,应确保留置管准确地置于血管中。如注药时询问患者是否有痛感、灼热感、刺痛感或其他不适感觉,观察同侧胸部有无静脉怒张、颈部锁骨上区及上肢的水肿等,如有应考虑是因为静脉血栓形成或留置管从静脉中脱出,必须立即停止输液,予以及时处理。

6. 如输液不畅需注意硅胶管有无折曲、脱出血管外,此时应抽吸回血或变动管的位置,不宜用力推注液体;确认因血液凝固而堵管,可用尿激酶 20000U 加生理盐水 20ml 使用三通接头缓慢注入管腔待栓子溶解后再输液。

7. 若患者发热或其他感染征象,查无其他明确原因,应考虑插管感染的可能,应做拔管处理并做管端细菌培养。

(十)介入治疗护理常规

1. 按化疗一般护理常规。

2. 协助患者进行术前常规检查。

3. 做好心理护理,合理制订宣教计划。术前按计划向患者介绍介入治疗的方法、目的、特点,讲解手术的相关知识。

4. 术后协助患者上床,取平卧位,注意保暖,询问有无不适。测量生命体征并记录。

5. 嘱患者术侧下肢制动 24 小时,注意观察患者股动脉穿刺处有无渗血,沙袋压迫位置是否准确,术肢温度、感觉及足背动脉搏动情况。凝血异常者应适当延长加压包扎及制动时间。拆除绷带时动作要轻柔,以免损伤皮肤,并将胶布印迹擦净,常规消毒穿刺点后用无菌敷料覆盖。穿刺部位要求连续换药 3 天。

6. 指导患者取舒适体位。注意患肢腹股沟部位不能弯曲,另侧肢体可轻度活动,放松全身。

7. 术后水化治疗期间做好生活护理,并嘱患者多饮水。

8. 术后可进半流食或流食,宜清淡且营养丰富,少量多餐。

9. 如发生尿潴留,协助患者尽量自行排尿,必要时导尿。

10. 做好疼痛的护理。

11. 对于肝脏巨大占位者,术后避免剧烈活动,防止破裂出血。

12. 高热时,按高热患者护理常规。

13. 针对其他不良反应及并发症,如恶心、呕吐、口腔炎、腹泻、呃逆、骨髓抑制等,采取不同的护理措施。

14. 做好出院指导:讲解出院带药的目的及用法。告知复查时间。血常规、肝肾功能一般一周复查一次,如有异常及时到医院就诊;3 周后复查 CT、B 超。

(十一) 靶向治疗护理常规

1. 按内科疾病一般护理常规。

2. 做好心理护理和健康宣教,告知用药的目的、注意事项、主要的毒副作用等,使患者能有效地配合治疗。

3. 根据药品说明书,正确配制药物。

4. 严密观察用药后的反应。根据药物不同的特性使用心电监护,严密观察病情变化,发现异常及时报告医生。

5. 靶向药物价格昂贵,输注前后可用生理盐水冲管以保证剂量的准确性,并避免与其他药物混合造成影响。

6. 使用靶向药物常引起皮疹、发热、恶心、呕吐、腹痛、腹泻、过敏反应等现象,应给予相关预防和处理。

7. 皮疹的护理

(1) 告知患者日常生活中慎用香皂、肥皂以及有刺激性的化学物品。

(2) 如有瘙痒者,切勿用手抓挠,以防止感染。

(3) 刚出现皮疹者,尽量减少日晒时间。建议使用 SPF > 18 的广谱防晒用品。

(4) 进食清淡且富有营养,避免辛辣刺激的食物。

(5) 保持适宜的温湿度。如果干燥,室内可放加湿器。

（6）评估皮疹出现的时间、部位和范围。

（7）对于轻度皮疹者,局部可使用1%或2.5%氢化可的松软膏涂抹患处,每日两次。

（8）发生重度皮疹时,可考虑暂停用药或终止治疗。

8. 恶心、呕吐、腹痛、腹泻的护理：按消化道肿瘤内科护理常规。

9. 发热的护理：按高热患者护理常规。

10. 过敏反应的护理

（1）按医嘱准确调节给药的剂量。

（2）定时巡视病房,密切观察患者生命体征的变化以及是否有发热、寒战、皮疹、皮肤瘙痒、面部潮红、呼吸困难等,发现异常及时报告医生。

（3）必要时在给药前予以预处理。

（4）过敏性休克按过敏性休克抢救程序进行。

（十二）P53 基因治疗护理常规

1. P53 基因药物应放置于 -20℃冰箱内保存,现用现配。

2. 注射之前向患者及家属做好解释工作,争取理解合作,给药过程中安慰关心患者。

3. 根据不同的给药方式配置药物。

4. 瘤体局部注射后,局部按压10分钟,若局部出血或疼痛明显时应遵医嘱给予对症处理。

5. 对于经腹腔置管做腹腔灌注的患者,应在半小时内完成灌注,并于注射前后用肝素盐水冲管。

6. P53 基因治疗后大多数患者出现发热症状,给予物理降温或药物降温,嘱患者多饮水。

7. 严密监测生命体征,特别是体温变化,并做好相关护理记录。

(十三)癌症疼痛护理常规

1. 倾听患者的主诉,评估疼痛的部位、性质、规律及原因。

2. 遵医嘱按三阶梯给药,遵从三阶梯给药的原则:口服、按时、个体化、按阶梯、注意具体细节。

3. 观察给药后的止痛效果,肌内、皮下、静脉或直肠用药者半小时后评估,口服、贴剂可延长评估的时间。做好记录。

4. 做好患者的心理护理,使其积极配合治疗。指导家属可采取分散注意力的方法以减轻疼痛,如聊天、局部按摩、听音乐、看书等。

5. 卧床者指导患者取舒适卧位,保持环境整洁,减少不良刺激。

6. 观察用药后的副作用

(1)长期使用阿片类药物可引起便秘,鼓励多饮水,每日1000~1500ml。进普食者,可进食含维生素丰富的粗纤维食物。鼓励患者适当下床活动,并养成定时排便的习惯,必要时遵嘱给予通便处理,如口服果导、液体石蜡及番泻叶等,或用肥皂水灌肠。

(2)吗啡中毒时,会出现神志不清或昏迷、呼吸次数减少、血压下降、瞳孔缩小等中毒表现,可遵医嘱使用纳洛酮拮抗。

(十四)抗癌药物的常用给药方法

1. 全身给药

(1)静脉注射:严禁使用钢针输注化疗药。若使用浅静脉留置针输注普通化疗药,必须当天输液结束时拔除留置针。发泡类和强刺激性化疗药必须中心静脉置管给药。原则上化疗药物以生理盐水作溶剂,具体要求以药品说明为标准。

(2)肌内注射:只限于刺激性较小的水溶性药物。肌注宜深,以利于药液吸收。

(3)口服:由于抗癌药物在胃内易被胃酸破坏且常易刺激胃黏膜而引起恶心、呕吐及腹泻等反应,因此可用于口服的药物不多。口服药须装入胶囊或制成肠溶剂以减轻药物对胃黏膜的刺激。

2. 局部用药

（1）动脉插管注射：通过手术将细的硅胶管插入肿瘤的供应动脉，再通过导管注射抗癌药物。

（2）腔内注射：当恶性肿瘤侵犯胸膜腔或心包腔而引起恶性腔内积液者，可于全身给药的同时进行腔内给药。

（3）鞘内注射：主要在脑膜脊髓腔内有肿瘤侵犯者应用。

（4）膀胱内灌注：对于体积很小的膀胱乳头状癌可以应用。

（5）瘤内注射：体表肿瘤、妇科肿瘤如宫颈癌等，可酌情给予抗癌药物肿瘤内注射。

附：主要抗癌化学药物的分类

烷化剂类：环磷酰胺、异环磷酰胺、氮芥、噻替派、亚硝脲类。

抗代谢类：甲氨蝶呤、5-FU、阿糖胞苷、健择。

抗癌抗生素类：阿霉素、表阿霉素、平阳霉素、米托蒽醌、柔红霉素、更生霉素。

植物类：长春新碱、足叶乙苷、紫杉醇、偌维本、长春花碱、长春花碱酰胺。

激素类：强的松、地塞米松、三苯氧胺。

其他：顺铂、卡铂、氮烯咪胺、甲基苄肼。

三、肿瘤患者常见症状的护理

（一）恶心、呕吐的护理

按医嘱给予止吐药，使恶心、呕吐减少到最低，相应地改善病人的食欲；嘱病人进食易消化饮食，避免过酸、过辣的食物；保持病房的空气清新、无异味，给病人创造一个良好的进餐环境；嘱病人少量多餐。

(二)腹泻的护理

注意观察大便的次数、性状、量,配合医生及时收集标本;指导病人进食低纤生素、高蛋白和足够液体的饮食,避免刺激性和胀气的食物;嘱病人多卧床休息;按医嘱给予止泻药和静脉应用抗生素及静脉补充液体、电解质;做好病人物品和床单位的清洁和消毒,预防交叉感染。

(三)便秘的护理

指导病人进食高纤维素的饮食,多饮水;鼓励患者进行适当的活动;按医嘱应用缓泻剂。

(四)口腔合并症的护理

嘱病人注意保持口腔清洁;发生口腔溃疡时可根据口腔的 pH 值选择合适的漱口液,同时在溃疡局部外涂 2% 碘甘油、珍珠粉等促进溃疡的愈合。

(五)疼痛的护理

按医嘱给予适量止痛剂,提供安静环境及舒适体位,进行心理疏导。

(六)发热的护理

患者体温在 39℃ 以下时,可以用温水擦拭。在采取降温措施后 30 分钟复测体温,以后每 1~2 小时测量一次体温。退热后,患者往往会大量出汗,这时护理人员应当及时帮助患者擦干身体,更换清洁的衣服和床上用品,防止褥疮和感冒。

高热时要注意多饮水(盐开水、果汁、汤、牛奶等),补充体内丧失的水分和盐分。同时由于长期的发热,使得患者机体的分解代谢增快,消耗增加,因而患者也需要适当补充营养。

(七)凝血功能障碍的护理

嘱病人避免用力抓挠皮肤,避免碰撞;避免用力挤压鼻子;注射后延长按压针眼的时间,按压时间为 5~10 分钟;以软毛刷清洁口腔,血小板低于 $50 \times 10^9/L$ 时避免刷牙,可用漱口水漱口;女性月经期应注意观察出血量的变化;注意观察血小板的变化;注意有无颅内出血等严重并发症。

(八)恶性积液的护理

1. 胸腔积液的护理

(1)密切观察生命体征的变化,注意监测体温的变化。

(2)给予半卧位,胸闷气急时给予吸氧。

(3)胸痛剧烈时给予止痛剂。

(4)协助医生抽胸水,观察胸水的颜色、量并记录。

(5)胸腔闭式引流的护理:①加强病房巡视,经常观察导管周围有无红肿、渗出,及时更换敷贴。②保持导管通畅,防止滑落与扭曲,倾倒引流液时特别注意关闭导管,防止空气逸入胸腔。③在进行注药时要严格无菌操作,准确将药液注入胸腔内;注意观察患者有无疼痛、胸闷、出汗等症状,发现异常立即停止操作,并及时对症处理。注药后用20ml生理盐水冲管,然后夹闭引流管。④指导患者经常更换体位,协助离床活动,促使肺部早日复张。⑤积液中含有大量纤维蛋白原,易引起导管阻塞,定时用生理盐水250ml+肝素12500U的溶液5~10ml冲管。⑥应严密观察引流是否通畅,记录引流量。⑦每日更换胸腔闭式引流瓶,严格无菌操作,避免逆行感染。

2. 腹水的护理

(1)一般护理:对大量腹水患者,应取半卧位,以使膈肌下降,增加肺活量,减少肺淤血;必要时给予氧气吸入,以减轻呼吸困难及心率加快等症状。如为轻度腹水,可取平卧位,绝对卧床休息,减轻肝脏负担,鼓励患者勤翻身,拍背,用清水擦身2次/d,保持皮肤清洁,保持床铺平紧、干燥,对臀部等受压部位,用棉垫托起;对易出现褥疮的部位进行按摩,改善局部的血液循环,保持大便通畅,防止便秘。

(2)利尿剂的应用和护理:肝腹水患者都使用较大剂量的利

尿药,利尿药主要有保钾利尿剂如安体舒通、氨苯蝶啶和排钾利尿剂如呋塞米、氢氯噻嗪。一般两类药物联合运用,少数患者同时加用呋塞米肌注或静注,顽固性腹水用多巴胺 20~40mg,呋塞米 40~120mg,腹腔内注入,Qod。利尿治疗以体重减少不超过 0.5kg/d 为宜,剂量不宜过大,利尿速度不宜过快,以免诱发肝性脑病。应用利尿剂应观察患者有无意识改变、腹胀、乏力、疲倦、扑翼样震颤等不适,及时报告医生,准确记录 24 小时尿量,测量腹围 Qod,及时检查生化,注意血钠、钾、氯等离子的浓度变化,防止电解质紊乱。

(3)腹腔穿刺术的护理:大量顽固性腹水应用利尿剂效果较差,一般给予腹穿及腹腔内注射药物,以利腹水排出。术前嘱患者排尿以免损伤膀胱,一次抽腹水不宜大于 3000ml,以免大剂量放腹水引起大量蛋白质丢失及水电解质紊乱而诱发肝昏迷。穿刺过程中应注意观察患者有无恶心、头晕、心悸、面色苍白、出冷汗等现象,观察腹水的颜色,抽取腹水标本,及时送检。术后穿刺部位应用无菌干棉签按压,用无菌纱布固定好,防止溢液不止引起继发感染。

(九)疲乏的护理

协助病人日常生活,以减轻疲乏,降低耗氧量,减轻心肺负担。保证充足的休息和睡眠时间,嘱病人按时就寝,保持环境安静、舒适,减少干扰因素如噪音、探视。指导病人使用全身放松术,如深呼吸、听音乐等放松全身肌肉,减轻疲劳。

(十)上腔静脉症候群的护理

1. 卧床休息,抬高床头。
2. 密切监测生命体征。
3. 吸氧。
4. 禁止上肢输液。
5. 记录 24 小时出入量。

6. 伴有血栓形成,合用抗凝或溶栓治疗的患者,注意引起出血的潜在危险。

7. 按医嘱使用利尿剂、小剂量肾上腺皮质激素。

8. 恶性淋巴瘤的患者注意肿瘤溶解综合征的潜在危险。

四、肿瘤病人的心理护理

癌症是当今世界对人类健康和生命危害最大的疾病,当病人知道所患疾病时,在心理上会产生不同程度的压力,尤其是经化疗后,药物的副作用大,静脉穿刺困难,或病情反复时,易导致病人情绪低落、意志消沉,甚至悲观失望,丧失了信心,这些情绪可能抑制机体的免疫识别和监视,促使病情恶化,影响治疗和护理工作的进行。培养病人良好的情绪,配合化疗治疗、树立信心,是护理癌症病人的当务之急。

心理护理是指在护理过程中,通过行为或相互关系的影响,从而改变病人的心理状态和行为,促使病人康复的方法。其目的在于解除病人对疾病的紧张、焦虑、悲观、抑郁的情绪;调动病人的主观能动性,树立战胜疾病的信心,积极与疾病作斗争,帮助病人适应新的社会角色和生活环境。人的生命有两个极端——出生和死亡,然而人总是乐生的。当被确诊晚期癌症后,人们不免受到极大的心理冲击,极度恐惧、绝望,甚至出现情绪休克。常有这种情况,开始治疗一帆风顺,病情奇迹般好转,但后来又突然复发,因此患者对于医生的治疗方法究竟对身体和心理有多大程度的帮助,心理七上八下,疑惑重重。严重的心理问题,会导致病情急剧恶化,降低生活质量,此时做好患者的心理护理,对患者的治疗效果及生活质量的提高起着举足轻重的作用。

(一)肿瘤病人的心理特点

肿瘤病人因各自的文化背景、心理特征、病情性质对疾病的认知程度不同,会产生不同的心理反应。肿瘤病人可经历一系列的心理变化：

1. 震惊否认期　明确诊断后，病人震惊，表现为不言不语，知觉淡漠，眼神呆滞甚至晕厥。继之极力否认，希望诊断有误，要求复查，甚至辗转多家医院就诊、咨询，企图否定诊断。这是病人面对疾病应激所产生的保护性心理反应，但持续时间长易导致延误治疗。震惊期最好的护理是以非语言的陪伴，协助满足其生理需要，给予病人安全感，以增进护士与病人之间的人际关系。允许其有一定时间接受现实，不阻止其发泄情绪，但要小心预防意外事件发生。在否认期医护人员的态度要保持一致性，肯定回答病人的疑问，减少病人怀疑及逃避现实的机会。同时鼓励病人家属给予其情感上的支持、生活上的关心，使之有安全感。

2. 愤怒期　当病人不得不承认自己患癌后，随之表现出恐慌、哭泣、愤怒、悲哀、烦躁、不满的情绪。部分病人为了发泄内心的痛苦而拒绝治疗或迁怒于家人和医护人员，甚至出现冲动性行为。此虽属适应性心理反应，但若长期存在，将导致心理障碍。此期护士应在病人面前表现出严肃且关心的态度，切忌谈笑风生；做任何检查和治疗前应详细解说；同时向家属说明病人愤怒的原因，让家属理解病人的行为；并请其他病友介绍成功治疗的经验，教育和引导病人正视现实。

3. 磋商期　此时期的病人求生欲最强，会祈求奇迹出现。病人易接受他人的劝慰，有良好的遵医行为。因此护士应加强对病人及家属的健康教育，维护病人的自尊、尊重病人的隐私，增强病人对治疗的信心，从而减少病人病急乱投医的不良后果。

4. 抑郁期　此阶段病人虽然对周围的人、事、物不再关心，但对自己的病仍很注意。护士应利用恰当的非语言沟通技巧对病人表示关心，定时探望，加强交流，鼓励病人发泄情绪，减轻心理压力。鼓励其家人陪伴，预防意外事故发生。在此期间，由于病情加重，心情抑郁，病人常会疏忽个人卫生的处理，护士应鼓励病人维持身体的清洁与舒适,必要时协助完成。

5. 接受期　有些病人经过激烈的内心挣扎,正确认识到生命终点的到来,心境变得平和,通常不愿多说话。在此期间,护士应尊重其意愿,替病人限制访客,主动发现病人的需求并尽量满足。为病人制订护理计划时,应考虑病人的生理状况,最好能集中进行,以免增加病人的痛苦。

以上心理变化可同时或反复发生,且不同心理特征者在心理变化分期方面存在很大差异,另外各期的持续时间、出现顺序也不尽相同。因此,对病人的心理反应应随时注意观察,并给予适当的护理。

(二)如何对肿瘤病人进行护理

1. 了解和分析患者的心理反应

(1)对病情适度保密:当患者遵嘱来院复诊时,多数并不知道病情进展,应对其真实的病情适度保密,以免导致患者过于紧张和恐惧。和患者交谈时,语言要慎重,避免在其面前过多讨论病情,多谈些有关患者生活起居、业余爱好等轻松的话题,鼓励其继续保持良好的心态,并对以往的治疗效果加以肯定。但必须将病情如实告知患者家属。患者有知情权,我们应尽到告知义务。但根据我国目前的情况,是否将患者的病情如实告知患者,需要与患者家属及主管医师一起协调,然后做出决定。之后应根据这个决定制订护理计划。关于患者的病情切忌出现不一致的说法。当需要将病情告知患者时,可根据上述的决定配合医生用分阶段告知的方法。每个阶段告知患者哪些情况,告知病情应留有余地,让患者有一个逐渐接受现实的机会,然后根据患者的心理反应逐步深入,避免给患者过于肯定的预后不良的结论,尽可能给患者以希望,以免造成不良后果。

(2)当患者得知病情进展情况时,要及时做好心理安慰,帮助其认识到癌症治疗不是一帆风顺的过程,鼓励患者不要把全部希望寄托在治疗上,应调动自身的能量,去遏制癌症的死灰复燃,保持良好的心态,珍惜生命的每一天。

(3)与患者建立良好的关系,增强患者的信任感。对于癌症患者来说,使他们抱有希望是一种具有科学性和艺术性双重意义的治疗方法。要做到这一点就要求通过护患关系的改善,增强患者对医务工作者的信任感,从而对治疗产生希望,这也是减缓痛苦的重要条件。要让患者信任,必须具有高度的同情心和责任心,热忱关怀并尊重患者,耐心倾听患者的倾诉,细心做好解释工作。但需与医生的意见保持一致,以免引起患者疑虑。在向患者解释时,注意一次不可谈太多,应分次逐渐使患者真正理解所谈的问题,这可使患者了解病情、治疗和预后,对医护人员产生信任感,积极配合治疗。

(4)交流、沟通、疏导:通过交流可了解患者的社会、文化背景,个性特征,生活习惯,对疾病的认识、态度等,从而掌握其心理变化,进一步有步骤地暗示、引导、调动其内在的心理抗衡能力,从而缓解紧张,恢复心理平衡。在交流时,护士应掌握语言交流与非语言交流的技巧,并注意以下几点:①态度诚恳,语言亲切;②与患者谈话时要坐下,姿态自然放松,保持与患者的目光接触;③耐心倾听使患者感到舒适和温暖;④不可随意更改话题或发表个人意见而阻断患者谈话;⑤防止不适的乐观或做出保证;⑥注意观察患者的非语言表情;⑦遇到患者不愿交谈时,不勉强,可握着患者的手或抚摸其额部,使其感到对他的同情和理解;⑧若患者已知癌症扩散,则不应回避患者提出的问题。

(5)及时与家属沟通,尽量满足患者的临终需要:患者病情恶化,直接影响家属的言谈举止及情绪,护理人员要及时和家属交谈与沟通,提醒其做好充分的思想准备,保持良好的情绪,对患者的一些失控行为给予同情和理解,并指导家属做好一些生活护理。护理人员要尽可能地提供方便,积极协作,解决患者提出的合理要求。当患者弥留之际,要及时通告单位和亲友,并配合做好各种善后工作。目前,临终关怀已受到人们的广泛注意和高度重视,随着社会的发展、物质文明和精神文明的提高,将会有越来越多的临终患者在医院渡过生命的最后阶段,临终关怀的实施,要求护理人员进一步加强对心理学、社会学、伦理学等方面的知识的学习,把为患者减轻最后的痛苦、使其能安详的离开人世作为医护人员的义务。

2. 治疗过程中的心理护理　在病人进行手术时、放疗或化疗前不仅要向病人宣传进行这种治疗的重要性,也向病人讲清治疗期间可能出现的不良反应,使病人有足够的心理准备,主动克服困难,积极配合治疗。

3. 疼痛护理　晚期复发患者多伴有疼痛,70%有剧痛及各种痛楚,使病人在仅剩的短暂岁月中受尽无情的折磨,甚至完全丧失做人的尊严与生存的欲望。陈虹等选用焦虑自评量表(SAS)和抑郁自评量表(SDS)评价102例晚期癌症病人的情绪障碍,结果显示,病人焦虑和抑郁的发生率分别为47.8%和78.43%,明显高于常模($P<0.001$)。报道表明,晚期癌症病人的焦虑抑郁情绪与疼痛程度呈明显的正相关。说明疼痛越严重癌症病人,其身心症状也越严重。

针对晚期癌症病人出现的焦虑、抑郁及相关因素,陈虹等指出,应给予切实可行的身心照护。70%以上的癌症病人最终会遭受中至重度疼痛而癌痛明显降低生活质量。因此,不仅要做好三阶梯药物止痛措施,还应进行心理行为干预措施,以起到缓解疼痛的作用。如进行放松训练分散注意力,暗示与催眠等。

4. 开展善终服务　为临终患者和家属提供全面的身心照顾与支持,以满足晚期复发患者生理、心理及社会方面的需求。提供持续性的舒适、温馨、安全的高质量护理、照顾是肿瘤患者高质量生存的最基本保证。

在肿瘤本身的发展和治疗过程中,有的病人会出现某种精神综合征,称肿瘤精神综合征,而这些症状的出现,大多有心理、社会因素的影响,如疾病带来的焦虑,治疗措施带来的痛苦,对死亡的恐惧,对家庭的顾虑等。临床上应针对这些心理因素进行分析,并采取相对应的措施。

(三)肿瘤病人护理具体步骤及注意

癌症患者往往具有一定性格缺陷等易患素质。许多资料证明,大部分癌症患者其基本性格特征是:习惯了自我克制、情绪压抑、善于忍耐、多思多虑、内向而不稳定等。具有这类性格缺陷者,长期处于情绪压抑状态和精神应激情况下,中枢神经和大脑边缘系统过度紧张,发生不同步机制,通过类固醇作用,使胸腺退化,影响 T 淋巴细胞的成熟及细胞抗体生成减少,不仅削弱了免疫功能,而且容易造成基因程序错误外显化,增加了人体对致癌因素的敏感性。

不良社会心理因素对癌症具有促发作用。许多资料认为:忧郁、失望和难以解脱的悲哀是癌症的先兆。恶劣情绪可能是癌症的活化剂,社会心理紧张刺激引起的恶劣情绪可以降低和抑制机体的免疫能力,减弱免疫系统识别,清除恶性细胞的监视作用,从而使恶性细胞株得以增殖。癌症患者常呈现不同的疾病心理反应和情感障碍为中心的精神状态。癌症患者常常会产生无穷无尽的恐惧和思虑,少数患者从病初到临终大致经历 6 种不同的心理变化期,即体验期、怀疑期、恐惧期、幻想期、绝望期、回光返照式平静期。癌症患者的情绪和心理障碍对疾病的治疗和预后有明显影响。如病人情绪乐观,积极配合治疗,能正确认识疾病,就能延长生存期,提高生存质量;否则反之。

气功和心理疗法使患者处于乐观明达的良性功能状态,通道气量明显减少,动脉氧分压降低,大脑皮层和边缘系统充分发挥协调统一作用和高度有序化,提高各器官、系统的电能和电磁效益。

通过反馈机制,促进细胞内线粒体增殖,细胞正常分化生长,增强全身免疫功能,使疾病向有利的方向发展。

1. 癌症患者的心理护理

(1)确定癌症诊断时的心理护理:由于目前癌症仍是一个预后欠佳的痛苦的痼疾,故病人在接受诊断的过程中常常过分焦虑,但又抱着最好不是癌症的希望。医生在没有确切把握之前,不能向病人及其亲属透露"可能是癌症"的言词或泄露出暗示性的表情。在诊断已经明确,但病人的精神准备还不足时,医生应该给病人心理上的缓冲机会以避免出现过于强烈的心理刺激,要让病人在知道患癌症的同时,建立起治愈疾病的希望和信心。对病人隐瞒癌症诊断或告诉其假诊断是不妥当的。前者会引起病人的猜疑,后者早晚病人会知道真象,一旦病人发现自己被蒙在鼓里,顿时就会受到一个突如其来的精神打击,并因此对医生和家属产生程度不同的不信任感,这对进一步治疗措施的实施很不利。护士要以自己对癌症的乐观态度去影响病人,使其对即将开始的治疗抱有信心和对未来的生活充满希望。

(2)疾病治疗阶段的心理护理:一个完善的治疗计划将使病人在确定诊断时遭受的心理创伤得以较快的平复,并带来恢复健康的希望,有助于改善情绪。不论是化学治疗、放射治疗,还是手术切除,癌症病人总要在相当长的时间里忍受比较大的精神和躯体损伤,故护士必须在治疗中得到病人的高度信任和密切配合,必须把整个计划及其利害关系以及治疗措施向病人交代清楚,使病人有更充分的心理准备。病人对治疗计划有了一定的思想准备则比较容易接受治疗过程中的副作用。若一旦出现严重的治疗反应,并且超过病人事先想象的严重程度时,病人还需要得到心理的和对症治疗的双重支持,对于恶心、厌食、虚弱、失眠等一系列治疗反应,除给予一些对症及保护性药物外,医生和护士一定要在精神上经常地给予其安慰和鼓励,耐心解释治疗的安全性和有效性,以解除病人的焦虑和不安。这种心理上的支持,会使病人情绪稳定、乐观,有助于减轻治疗反应,使治疗方案顺利完成。

(3)弥留病人的心理护理:晚期癌症病人在死亡前有相当一段时间的弥留期,身体严重衰竭而神志尚清醒,除忍受躯体的磨难,还忍受即将与亲人永别的情感痛苦。由于每一个人的人格特征、生活经历、文化素质和信仰不同,对待死亡的态度亦不一样,其中信仰为关键因素,故医护人员应当尊重病人的信仰,不应该对信仰不同的人表现任何轻蔑的态度。对弥留病人尽职尽责,这不仅是对病人人格的尊重,也是对其家属的最大精神安慰。

2. 家属对癌症病人的护理

(1)积极引导,树立信心:恶性肿瘤由于发现较晚,病情多种多样,等到查清是肿瘤,往往已经失去根治性的治疗机会,只能采取对症治疗措施。很多病人一听到自己患癌症,悲观恐惧而使精神崩溃。因此,家属要先建立信心,不要整天垂头丧气,要多了解癌症病人的治疗护理经验,与病人一同战胜疾病。要摸清病人的脾气,对症下药。有的人感情脆弱,忧心忡忡,易激动。对这种人要把真情隐瞒起来,实行保护性医疗,使病人保持轻松的思想状态,不要还没来得及治疗就先吓出问题。对于文化水平高、性格开朗、坚强的人,委婉地或坦诚地将病情讲明,以取得病人的合作。如不然,由于心理敏感多次会诊检查,会引起猜疑;或在偶然中被病人知道,反而造成病人郁郁寡欢,使病情加重。

(2)耐心护理,不厌其烦:晚期癌症病人的全身症状复杂多样,治疗效果多不明显,如疼痛、发烧、出血及肾功能衰竭等。病人在痛苦的折磨下,会对医生、护士、医院及周围的一切不满,这种情绪会导致病人向家属发脾气,这时就需要耐心地适应病人,处处为病人着想,投其所好,分散注意力,让病人多一份快乐,少想一些疾病,家属应理解病人被疾病折磨的痛苦心情。

(3)加强营养,协助活动:恶性肿瘤无限制地生长,消耗机体大量的能量、蛋白质等造成低蛋白血症、电解质紊乱等现象,再加上化疗、放疗对胃肠道的副作用,病人常出现恶心、呕吐、无食欲等症状,在这种情况下,就要根据病人的胃口,做一些营养丰富、易消化的食物,鼓励病人多进饮食,以改善体内的负氮平衡。

恶性肿瘤是当前严重威胁人类生命健康的疾病之一,目前尽管主要的治疗手段如外科手术、化疗、放疗、中医治疗、免疫治疗等方面均取得了巨大的进展,患者的治疗效果也有了极大的提高,但是,有关癌症患者的心理问题却没有得到应有的重视。尤为遗憾的是,国内开展癌症患者心理治疗的报道尚不多见,这一方面与癌症患者的心理问题还没有得到应有的重视有关,另一方面与我国精神科专科医师较少,尚不能满足临床需要有关。结合我国的具体国情,加强整体护理下癌症患者的心理护理在当前是切实可行而又急需解决的问题。通过对肿瘤患者在不同时期出现的心理反应,分别给予相应的护理措施和心理护理,可不同程度地消除患者各种心理负担,促进患者积极地配合治疗和护理。虽然心理护理不能使肿瘤患者身体恢复到最佳状态,但通过心理护理可减轻病人的心理负担,使病人能在有限的生命终期活得愉快,幸福和满足,所以应该重视和搞好心理护理,尽最大的可能来改善病人的生存条件,创造条件来使肿瘤病人生活得更好。整体护理是以现代护理理论为指导,以护理程序为框架,根据病人身心、社会及文化需要,提供优质服务。强调以病人为中心,不仅要求重视疾病的生理护理,而且要重视病人的心理变化以及疾病的预防和人类健康,在这种全新的护理模式下,十分有利于心理护理和治疗的发展。

五、肿瘤患者的饮食护理

饮食护理的目的就是要让肿瘤患者吃得好、吃得下,增加机体抵抗力,减少各种并发症,降低死亡率,促进康复,从而延长生命,提高生活质量。

1. 营养不良　肿瘤患者容易出现营养不良,主要原因有:

(1)心理因素:据统计,约有 40% 的患者,由于突然发现自己患有肿瘤,心理准备不足、精神过度紧张、情绪低落,从而直接影响到食欲,进食急剧下降,造成机体营养不良。

(2)肿瘤引起体质消耗:肿瘤细胞增殖很快,会消耗大量的能量和营养物质。而肿瘤或肿瘤细胞代谢产物进入血液循环,往往会引起患者食欲下降、味觉、嗅觉以及胃肠道功能紊乱,造成营养摄入、消化和吸收的障碍。

(3)放疗、化疗引起的不良反应:化疗易引起肝功能下降,造成恶心、呕吐等胃肠道功能紊乱;放疗易引起白细胞减少,免疫功能下降,引发口腔溃疡、食管炎、胃炎、小肠黏膜萎缩等并发症,使营养吸收状况更加不良。

(4)缺乏正确的营养知识:造成患者营养摄取不足、不合理。在腌制的肉类、鱼类、陈萝卜干、陈玉米面、酸菜、香肠等食物中存在二甲基亚硝胺等致癌物质,虽然患者经过手术、放化疗等治疗后,瘤体被切除或缩小,但一些残存的肿瘤细胞仍会在这些致癌物的恶性刺激下,继续畸形分裂,进而导致肿瘤复发。有文献报道,食管癌、胃癌、结肠癌等消化系统肿瘤患者治疗后仍进食熏烤与腌制的食品、饮酒、吸烟者,其发病率明显上升。高脂肪饮食和饮酒明显促进乳腺癌复发。研究发现,每天食用红肉(牛肉、羊肉等)、肝或咸肉等,乳腺癌复发的危险性增加近 1 倍,每天食用黄油、人造黄油、猪油等使乳腺癌复发的危险性升高 70%,每天引用啤酒的危险性升高 58%。此外还发现,维生素 C、维生素 E、硒等抗氧化微量营养素均对防止乳腺癌复发有积极作用。

2. 饮食护理　肿瘤患者的饮食形式有普通膳食、软膳食、半流质饮食与流质饮食,应根据患者具体病情及消化、吸收能力分别供给。

(1)普通膳食:普通膳食与健康人的膳食相似,但更强调营养丰富、清香可口、易于消化;食物中应含有较多的动物性蛋白和维生素,而且不太油腻,较少油炸食品。要注意食品的烹调方式和合理搭配,使食物花样多,适应不同患者的口味。应在正常饮食基础上增加动物性蛋白丰富的食品,如牛肉、鸡肉、鱼、鸡蛋清、牛奶等。可在三餐之间增加2~3次点心,如加食蛋糕、饼干、牛奶、豆浆等,同时宜多食新鲜的水果、蔬菜。

(2)软膳食:软膳食介于普通膳食和半流质饮食之间,其含食物残渣较少,便于咀嚼,易于消化,但不能用油炸和油煎等烹调方式。以馒头、面包、包子、饺子等面食为主,选用鸡胸脯、里脊等较嫩的肉做菜肴,蛋类、鱼类、虾肉、肝泥等都可食用,可以用肉末做成松软的丸子或肉饼。蔬菜应切碎煮烂,不应食用拌菜或纤维素较多的蔬菜,如芹菜、豆芽、韭菜;不食辣椒、芥末等刺激性较强的调味品。食用水果应去皮,香蕉、橘子、苹果、梨等均可食用。

(3)半流质饮食:半流质饮食一般以液体食物为主,含食物残渣极少,比软膳食更易于消化。由于半流质饮食含水较多,实际摄入的食物量较少,营养素供给较低,为了满足癌症患者的营养素和热能需要,大多采用少食多餐方式进食,即每隔2~3小时进食一次,每天6~8次。可以食用米粥、面条、面片、馄饨、藕粉、饼干等。只能使用少量瘦、嫩、筋少的猪肉、牛肉或羊肉,并且一定要剁碎煮软,或先炖烂再切碎,与肝泥、菜泥等拌在上述主食中喂食。也可以食用蛋羹和各种乳制品、豆浆、豆腐脑等。

(4)流质饮食:流质饮食食品多呈液体状,没有食物残渣,极易消化。流质饮食需每天少食多餐,即使高热量但仍不能满足患者每天营养素和热量的需要,故只宜短期使用。可用牛奶、米汤、豆浆等加糖喂饮,鸡蛋汤或蛋羹等,新鲜的水果汁,菜汁加糖等,但水果汁、菜汁要注意加去渣。注意,胸腔、腹腔肿瘤术后的患者为避免胀气,不要用牛奶、豆浆或过甜的流质饮食。

适用患者:适用于中期、晚期食管已发生梗阻的食管癌患者;有吞咽困难的口腔、咽喉肿瘤患者;各种胸腹部肿瘤术后最初摄入食物的患者；体质极度衰弱的晚期癌症患者。

六、肿瘤内科 PICC 导管的护理常规

（一）住院病人的护理

1. 患者入院后评估患者院外的管路护理情况：穿刺点有无发红、肿胀、渗血及渗液，导管有无移动，是否脱出或进入体内，贴膜有无潮湿、脱落、污染，管路是否通畅，依据患者管路的当时情况选择适合患者的敷料予以换药及冲管，并于护理记录上详细记录当时管路状况。

2. 向患者交代各类敷料的优缺点，以取得患者的理解及配合。

3. 换药步骤

（1）普通换药方法

①用胶布固定 PICC 管子末端，由下向上揭去旧敷料，观察伤口情况，有无红、肿、痒、痛等症状，观察 PICC 伤口处的刻度。

②用酒精脱去皮肤表面的油脂（连续脱 3 次，每次至少 3 根棉签），不可触及伤口。

③络合碘消毒伤口，以伤口为中心环形消毒不可重复，消毒面积直径大于 10cm。留置在体外的管子也要消毒到。

④络合碘待干后，贴好透明敷料，固定好外露的导管，敷料内不可有气泡，再次观察管子的长度。

⑤更换肝素帽，用 0.9% 生理盐水 20ml 脉冲式封管，封管前排空肝素帽内空气。用胶布固定肝素帽，用汽油擦净胶布印。

⑥记录换药时间、PICC 长度、更换肝素帽时间、伤口情况、操作者姓名。

（2）康惠尔透明贴换药

①用盐水清洁创面。

②待干，用康惠尔透明贴外贴后用手捂热，增加牢固性。

4. 院内宣教

①治疗间歇期应每周对 PICC 导管进行冲管、换贴膜等维护。注意观察针眼周围有无感染迹象,如有异常及时与护士联系。

②此导管应由专业护士护理,若有任何问题请与护士联系。保持局部清洁干燥,不要擅自撕下贴膜,贴膜有卷曲、松动,贴膜下有汗液时请及时联系护士予以换药。

(二) 新置管病人的护理

1. 置管前协助操作人员做好置管宣教,消除病人的心理顾虑,同时取得患者在置管过程中的配合。

2. 操作后嘱患者按压穿刺点 5~10 分钟,如无新鲜渗血嘱病人按压住伤口进行曲肘等适当的运动,防止血栓形成。

3. 告知患者由于穿刺时带来的损伤 3 天内均可能发生出血属正常现象,如发生穿刺侧肢体疼痛、肿胀等及时通知护士及医生及时处理。

4. 穿刺后行胸片定位,依据结果调整管路位置,告知患者记录管路保留的长度。

5. 穿刺后可建议患者使用康惠尔外贴防止血栓形成。

6. 常规第 2 天予以患者换药,观察伤口出血情况。

(三) 出院病人的护理

1. 带 PICC 患者不影响从事一般性日常工作、家务劳动、体育锻炼,但需避免使用带有 PICC 一侧手臂提过重的物品等,比如用这一侧手臂做引体向上、托举哑铃等持重锻炼,并避免游泳等会浸泡到无菌区的活动。

2. 携带此导管者可淋浴,但应避免盆浴、泡浴。淋浴前用塑料保鲜膜在肘弯处缠绕 2~3 圈,上、下边缘用胶布贴紧,淋浴后检查贴膜下有无渗水,如有浸水请门诊护士按操作规程更换贴膜。

3. 定时到门诊换药及封管:PICC 每周换药 2 次、封管 2 次;如出现贴膜粘贴不牢、过敏、感染等症状应及时予以更换。

4. 自我观察置管情况是否有红、肿、热、胀、痛及外置管是否有断裂、松弛、打结等,如发现异常请及时到门、急诊就诊。

(四) PICC 管维护使用注意事项

1. 使用 PICC 管输液前禁止抽回血,以免导管堵塞。
2. 每日输液后用 10ml 生理盐水脉冲式冲管。
3. 院外输血,抽血,输脂肪乳、康莱特等高黏滞性药物后立即用 10ml 盐水脉冲式冲管后再接其他输液。
4. 冲管必须使用脉冲方式,做到正压封管。禁止用静脉点滴或普通静脉推注的方式。
5. 禁止使用小于 10ml 的注射器冲管、给药。勿使用暴力冲管。
6. 可以使用此导管进行常规加压输液或输液泵给药,但是不能用于高压注射泵推注造影剂等。
7. 换药过程严格遵守无菌操作,禁止将胶布直接贴于导管上。导管体外部分应"S"形放置以利活动。最好使用透明贴膜或无菌自粘敷料,避免导管脱出。
8. 换药时观察并记录导管刻度,勿将导管体外部分移入体内。
9. 应经常观察用 PICC 输液的流速,若发现流速明显减低时应及时查明原因并妥善处理。
10. PICC 为一次性用品,严禁重复使用。

第三节 肿瘤内科单病种和临床路径管理

一、单病种管理规定

(一) 单病种控制的目的

单病种质量控制是规范临床诊疗行为、加强医疗质量管理、提高医疗服务水平的重要措施,以规范临床诊疗行为为基点,有针对性地开展的一些疾病质量和费用控制的研究与探索。

目的：规范医疗行为,提高医疗质量,保障医疗安全。

(二)单病种质量控制目标

1. 建立一套具有理论科学、技术先进、实用可行的单病种质量管理模式,促进医院医疗质量管理水平的不断提高。

2. 建立一种科学的病种分类方法,制定病种质量参考标准,有效地规范和约束医疗行为。

3. 建立病种医疗质量指标体系和医疗质量评价指标体系,提高医院质量评价的合理性和实用性。

(三)单病种质量控制意义

1. 有利于提高医生的质量意识和医疗过程的规范管理。

2. 有利于解决传统医疗质量指标评价缺乏可比性和质量评价片面性问题,合理评价医疗工作绩效和病种费用。

3. 有利于评价负责医师的工作质量。

4. 有利于加强对各类医院医疗质量和医疗费用的指导。

5. 有利于卫生管理部门提供大量而有价值的资料信息,帮助决策部门对医院卫生资源进行科学的宏观管理和评估。

(四)肿瘤内科单病种疾病种类

主要具体包括7个常见病:肺癌、乳腺癌、胃癌、食管癌、结肠癌、直肠癌、宫颈癌。对其放疗、化疗、同步放化疗的质量和费用进行监管控制。

(五)肿瘤内科单病种管理成员及职责

管理人员:科主任、护士长、医疗组长、护理组长。

(六)单病种管理人员职责

由科主任总负责,各专业组医师共同进行质量和费用的监控。根据院方公布的统计数据,由专人每月对于该7个病种的每位患者的住院日和费用进行专门统计,并在全科进行公布。对于费用超额的病例进行分析,了解患者检验检查项目、治疗药物、住院天数、每日医疗费用、并发症发生、护理级别等相关内容统计和分析,找出费用超额的原因,进行整改。

(七)单病种管理措施

1. 遵从卫生部指南,以入院检查、诊断、用药、治疗、护理、出院指导等方面为纵轴,制定该7种疾病诊疗模板,在临床实践中不断修订。

2. 成立日间病房:单病种收费的项目较简单,肿瘤科主要是单纯放疗、单纯化疗、同步放化疗为主,因此,将单病种收费患者集中于日间病房,可有效促进整个病房的高速运转,有利于降低住院天数,有利于临床技能的提高,减少并发症的发生,最终有效控制费用,为患者提供价廉技美的服务。

3. 通过加强控制费用、合理用药、控制药比,合理检查,控制耗材的使用,合理规划,降低平均住院日。同时加强非可控因素向控制因素的转化,加强医德医风建设,提高医务人员的医德认识,一切以病人为中心,使患者的诊治过程不断优化,达到对质量和费用的控制。

4. 加强管控措施:与网络中心及医保办沟通,调整单病种筛选程序,并审阅单病种财务报表,剔除有合并症的非单病种疾病,按病房和组别发给单病种费用数据,对超标者再提供费用明细,以便针对性地查找原因。

5. 加强单病种考核:根据医保对单病种的考核方法,对节省超标的病房和小组分别进行奖惩。

二、临床路径管理

为贯彻落实《中共中央国务院关于深化医药卫生体制改革的意见》《国务院关于印发医药卫生体制改革近期重点实施方案(2009-2011年)》和《国务院办公厅关于印发医药卫生体制五项重点改革2009年工作安排的通知》等文件精神,保障临床路径管理试点工作顺利实施,结合我国医疗机构临床路径管理开展实际情况,制定本方案。

(一)临床护理路径实施小组成员

组长:护士长。

路径专管员:责任护士。

(二)临床护理路径实施小组职责

1. 按照临床护理路径管理委员会的要求,制定临床护理路径文本资料。肿瘤科现进入临床路径的病种,每月将进入路径病例进行管理质控,填表,分析存在的问题,及时进行改进,完善临床路径表单。

2. 负责科室护理临床路径:负责临床护理路径相关资料的收集、记录和整理。

3. 组织科室相关护理人员进行培训。

(三)专管员的职责

1. 坚持"以患者为中心的服务理念",充分认识临床护理路径的重要性,为患者提供安全、有效、方便、满意的护理服务。

2. 积极配合科室开展新的护理临床路径,根据科室开展的病种,认真填写临床护理路径表。

3. 严密观察病情的变化,按要求每日填写工作内容,要求字迹清晰。

4. 及时与专管医生联系。出现异常情况及时沟通。

5. 积极配合科室开展新的护理临床路径。

三、肿瘤内科护理临床路径

各种疾病护理临床路径见表4-3-1至表4-3-6。

表4-3-1 特发性血小板减少性紫癜临床路径表单

适用对象:第一诊断特发性血小板减少性紫癜(ICD-10:D69.3)

患者姓名:_____ 性别:____ 年龄:____ 门诊号:_____ 住院号:_____

住院日期:____年__月__日 出院日期:____年__月__日 标准住院日14天内

时间	住院第1天	住院第2天
主要诊疗工作	□ 询问病史及体格检查 □ 完成病历书写 □ 开化验单 □ 上级医师查房,初步确定诊断 □ 对症支持治疗 □ 向患者家属告病重或病危通知,并签署病重或病危通知书(必要时) □ 患者家属签署输血知情同意书、骨穿同意书	□ 上级医师查房 □ 完成入院检查 □ 骨髓穿刺术(形态学检查) □ 继续对症支持治疗 □ 完成必要的相关科室会诊 □ 完成上级医师查房记录等病历书写 □ 向患者及家属交代病情及其注意事项
重点医嘱	长期医嘱: □ 血液病护理常规 □ 一级护理 □ 饮食 □ 视病情通知病重或病危 □ 其他医嘱 临时医嘱: □ 血常规、尿常规、大便常规+隐血 □ 肝肾功能、电解质、血沉、凝血功能、血涂片、血型、输血前检查、自身免疫系统疾病筛查 □ 胸片、心电图、腹部B超 □ 输注血小板(有指征时) □ 其他医嘱	长期医嘱: □ 患者既往基础用药 □ 其他医嘱 临时医嘱: □ 血常规 □ 骨穿 □ 骨髓形态学 □ 输注血小板(有指征时) □ 其他医嘱
主要护理工作	□ 介绍病房环境、设施和设备 □ 入院护理评估 □ 宣教	□ 观察患者病情变化
病情变异记录	□无 □有,原因: 1. 2.	□无 □有,原因: 1. 2.

续表

时间	住院第1天	住院第2天
护士签名		
医师签名		

时间	住院第3~13天	出院日
主要诊疗工作	□ 上级医师查房 □ 复查血常规 □ 观察血小板变化 □ 根据体检、骨髓检查结果和既往资料，进行鉴别诊断和确定诊断 □ 根据其他检查结果进行鉴别诊断，判断是否合并其他疾病 □ 开始治疗 □ 保护重要脏器功能 □ 注意观察皮质激素的副作用，并对症处理 □ 完成病程记录	□ 上级医师查房，进行评估，确定有无并发症情况，明确是否出院 □ 完成出院记录、病案首页、出院证明书等 □ 向患者交代出院后的注意事项，如：返院复诊的时间、地点，发生紧急情况时的处理等
重点医嘱	长期医嘱（视情况可第二天起开始治疗）： □ 糖皮质激素：常规剂量［泼尼松 1mg/(kg·d)］或短疗程大剂量给药（甲基泼尼松龙 1.0g/d×3d 或地塞米松 40mg/d×4d) □ 丙种球蛋白 0.4g/(kg·d)×5d 或 1.0g/(kg·d)×2d(必要时) □ 重要脏器保护：抑酸、补钙等 □ 其他医嘱 临时医嘱： □ 复查血常规 □ 复查血生化、电解质 □ 输注血小板(有指征时) □ 对症支持 □ 其他医嘱	出院医嘱： □ 出院带药 □ 定期门诊随访 □ 监测血常规

续表

时间	住院第 3~13 天	出院日
护理工作	□ 观察患者病情变化	□ 指导患者办理出院手续
病情变异记录	□ □无 □有,原因: 1. 2.	□ □无 □有,原因: 1. 2.
护士签名		
医师签名		

表4-3-2 慢性再生障碍性贫血临床路径表单

适用对象:第一诊断再生障碍性贫血(ICD-10:D61)并符合1987年全国再障会议关于慢性再障的诊断标准,SAA-Ⅱ不包括在内。

患者姓名:_____ 性别:____ 年龄:____ 门诊号:_____ 住院号:_____

住院日期:____年__月__日 出院日期:____年__月__日 标准住院日 7~21 天

时间	住院第1天	住院第2天	住院第3~7天
主要诊疗工作	□ 询问病史与体格检查 □ 开出常规检查、化验单 □ 上级医师查房评估病情 □ 患者家属签署输血同意书、骨穿(必要时) □ 向患者家属告知并签署病情通知 □ 完成首次病程记录和大病历 □ 对症处理:预防感染、止血、输血(必要时)	□ 上级医师查房:分型、治疗方案和预后评估 □ 完成上级医师查房记录 □ 完成入院检查 □ 骨髓检查(必要时) □ 完成必要的相关科室会诊 □ 对症处理:止血、预防感染、成分输血(必要时)	□ 根据初步骨髓结果制定治疗方案 □ 患者家属签署免疫治疗知情同意书 □ 雄激素治疗 □ 免疫抑制剂治疗 □ 住院医师完成病程记录 □ 上级医师查房 □ 对症处理:止血、预防感染、成分输血(必要时)

续表

时间	住院第 1 天	住院第 2 天	住院第 3~7 天
重要医嘱	长期医嘱： □ 血液病护理常规 □ 一级护理 □ 饮食： □ 卧床休息 临时医嘱： □ 查血常规+血型、网织红细胞计数、凝血分析、生化全套、感染免疫九项筛查 □ 胸部X线、腹部超声 □ 必要时铁蛋白、维生素B_{12}和叶酸测定，血培养等 □ 输注红细胞、血小板（有指征时）	长期医嘱： □ 血液病护理常规 □ 一级护理 □ 饮食： □ 卧床休息 临时医嘱： □ 输血医嘱（必要时）	长期医嘱： □ 血液病护理常规 □ 一级护理 □ 饮食： □ 卧床休息 临时医嘱： □ 输血医嘱（必要时） □ 每周复查血常规、生化 □ 血培养、胸片（必要时） □ 其他特殊医嘱
主要护理工作	□ 介绍病房环境、设施和设备 □ 入院护理评估，静脉取血	□ 宣教（血液病知识） □ 随时观察患者病情变化 □ 心理与生活护理	□ 宣教（血液病知识） □ 随时观察患者病情变化 □ 心理与生活护理
病情变异记录	□无 □有，原因：	□无 □有，原因：	□无 □有，原因：
护士签名			
医师签名			

时间	治疗第 8~10 天	治疗 11~14 天	住院第 7~21 天(出院日)
主要诊疗工作	□ 上级医师查房,注意病情变化 □ 住院医师完成常规病历书写 □ 复查血细胞分析 □ 注意观察生命体征 □ 输血、抗感染等支持治疗(必要时)	□ 上级医师查房,注意病情变化 □ 住院医师完成常规病历书写 □ 复查血细胞分析 □ 注意观察体温、血压等 □ 输血、抗感染等支持治疗(必要时) □ 监测环孢素浓度(必要时)	□ 上级医师查房,确定有无并发症情况,明确是否出院 □ 完成出院记录、病案首页、出院证明书 □ 向患者交代出院后的注意事项
重要医嘱	长期医嘱: □ 普食 □ 雄激素治疗 □ 免疫抑制剂(必要时) □ 保肝治疗(必要时) 临时医嘱: □ 全血细胞分析、尿便常规 □ 血生化全套 □ 输血、抗感染等支持治疗(必要时)	长期医嘱: □ 普食 □ 雄激素治疗 □ 免疫抑制剂(必要时) □ 保肝治疗(必要时) 临时医嘱: □ 全血细胞分析、尿便常规 □ 血生化全套 □ 输血、抗感染等支持治疗(必要时) □ 环孢素浓度(必要时)	出院医嘱: □ 出院带药:雄激素、免疫抑制剂(必要时)、中药、保肝药物(必要时)
主要护理工作	□ 随时观察患者情况 □ 心理与生活护理	□ 随时观察患者情况 □ 心理与生活护理 □ 指导患者生活护理	□ 指导患者办理出院手续
病情变异记录	□无 □有,原因: 1. 2.	□无 □有,原因: 1. 2.	□无 □有,原因: 1. 2.
护士签名			
医师签名			

表4-3-3 缺铁性贫血临床路径表(一)

姓名 性别 年龄 病床 病历号	入院：年 月 日	出院：年 月 日	R
	过敏药物史		Vs
	过去病史		

住院日数	1(入院第1天)	2(入院第2天)	3(入院第3天)
日期	年 月 日	年 月 日	年 月 日
目标	入院治疗	控制病情	控制病情
检查	(1)血常规、涂片、网织红色细胞计数、网织红细胞血红蛋白含量 (2)尿、便常规,便潜血 (3)肝肾功能 (4)血清铁、铁蛋白、叶酸、维生素 B_{12} (5)骨穿,骨髓涂片+铁染色 (6)电解质 (7)心电图		
处置	(1)普内科护理常规,二级护理 (2)入院告知 (3)主治医师查房 (4)新病人讨论 (5)制定诊疗计划	(1)普内科护理常规,二级护理 (2)主治医师或主任查房 (3)检查结果追踪 (4)病情评估:对于存在其他基础疾病或严重合并症者,脱离此临床路径,制定个体化诊疗方案	(1)普内科护理常规,二级护理 (2)主治医师或主任查房

续表

药物	①病因处理:均衡饮食 ②口服铁剂治疗:富马酸亚铁、琥珀酸亚铁、硫酸亚铁或维铁缓释片(福乃得)等	①病因处理:均衡饮食 ②口服铁剂治疗:富马酸亚铁、琥珀酸亚铁、硫酸亚铁或维铁缓释片(福乃得)等	①病因处理:均衡饮食 ②无口服铁剂不良反应或可耐受,继续口服铁剂治疗 ③口服铁剂不良反应不能耐受,减少剂量或改为肌注或静脉注射铁剂(右旋糖苷铁)
活动	正常活动	正常活动	正常活动
饮食	普食	普食	普食
特殊医嘱			
护理	(1)病房介绍 (2)医院制度及医护人员介绍 (3)建立护患关系,减轻患者焦虑 (4)执行医嘱 (5)健康教育		
患者或家属	入院告知签字		住院谈话告知签字

第四章／肿瘤内科危重患者规范化管理

表 4-3-3 缺铁性贫血临床路径表(二)

姓名 性别 年龄 病床 病历号	入院: 年 月 日 过敏药物史 过去病史	出院: 年 月 日	R Vs
住院日数	4(入院第4天)	5(入院第5天)	6(入院第6天)
日期	年 月 日	年 月 日	年 月 日
目标	控制病情	控制病情	出院告知
检查		血常规、网织红细胞计数、网织红细胞血红蛋白含量 血清铁、铁蛋白	
处置	(1)普内科护理常规,二级护理	(1)普内科护理常规,二级护理 (2)主治医师或主任查房,根据复查结果决定是否出院	(1)治疗有效,符合出院标准,今天出院 (2)出院告知:出院后第7日到当地或本院复查血常规、网织红细胞计数、网织红细胞血红蛋白含量、血清铁
药物	①病因处理:均衡饮食 ②继续补充铁剂治疗	①病因处理:均衡饮食 ②继续补充铁剂治疗	出院带药:富马酸亚铁颗粒 0.2g,tid ×7d
活动	正常活动	正常活动	正常活动
饮食	普食	普食	普食
特殊医嘱			
护理			出院指导
患者或家属			出院告知签字

表4-3-4 自身免疫性溶血性贫血临床路径表单

适用对象:第一诊断为自身免疫性溶血性贫血(ICD-10:D59.101/D59.601)
患者姓名:_____ 性别:____ 年龄:____ 门诊号:_____ 住院号:_____
住院日期:___年__月__日 出院日期:___年__月__日 标准住院日:14天内

时间	住院第1天	住院第2天
主要诊疗工作	□ 询问病史及体格检查 □ 完成病历书写 □ 开化验单 □ 对症支持治疗 □ 病情告知,必要时向患者家属告病重或病危通知,并签署病重或病危通知书 □ 患者家属签署输血及骨穿知情同意书	□ 上级医师查房 □ 完成入院检查 □ 骨髓穿刺术(形态学检查) □ 继续对症支持治疗 □ 完成必要的相关科室会诊 □ 完成上级医师查房记录等病历书写 □ 向患者及家属交代病情及注意事项
重点医嘱	长期医嘱: □ 血液病护理常规 □ 一级护理 □ 饮食 □ 视病情通知病重或病危 □ 其他医嘱 临时医嘱: □ 血常规、网织红细胞计数及分类、尿常规、大便常规+隐血 □ 肝肾功能、电解质、血沉、凝血功能、抗O、C反应蛋白、血型、输血前检查 □ 胸片、心电图、腹部B超 □ 输注红细胞(有指征时) □ 血浆置换(必要时) □ 其他医嘱	长期医嘱: □ 患者既往基础用药 □ 其他医嘱 临时医嘱: □ 血常规及网织红细胞计数 □ 骨穿:骨髓形态学 □ 输注红细胞(有指征时) □ 自身免疫系统疾病筛查 □ 溶血相关检查:网织红细胞、血浆游离血红蛋白和结合珠蛋白、胆红素、尿胆原、尿含铁血黄素;免疫球蛋白和补体、抗人球蛋白试验、冷凝集试验;单价抗体测红细胞膜附着的IgG、A、M和C3;尿游离血红蛋白、冷热溶血试验 □ 梅毒、病毒等有关检查 □ 凝血功能 □ 病原微生物培养、影像学检查(必要时) □ 其他医嘱

续表

时间	住院第1天	住院第2天
主要护理工作	□ 介绍病房环境、设施和设备 □ 入院护理评估 □ 宣教	□ 观察患者病情变化
病情变异记录	□无 □有,原因: 1. 2.	□无 □有,原因: 1. 2.
护士签名		
医师签名		

时间	住院第3~13天	住院第14天(出院日)
主要诊疗工作	□ 上级医师查房 □ 复查血常规及网织红细胞,观察血红蛋白变化 □ 根据体检、辅助检查、骨髓检查结果和既往资料,进行鉴别诊断和确定诊断 □ 根据其他检查结果进行鉴别诊断,判断是否合并其他疾病 □ 开始治疗 □ 保护重要脏器功能 □ 注意观察皮质激素的副作用,并对症处理 □ 完成病程记录	□ 上级医师查房,进行评估,确定有无并发症情况,明确是否出院 □ 完成出院记录、病案首页、出院证明书等 □ 向患者交代出院后的注意事项,如返院复诊的时间、地点,发生紧急情况时的处理等

续表

时间	住院第 3~13 天	住院第 14 天(出院日)
重点医嘱	长期医嘱(视情况可第 1 天起开始治疗): □ 糖皮质激素:常规起始剂量[泼尼松 1mg/(kg·d)]或短疗程大剂量给药 □ 丙种球蛋白 0.4g/(kg·d)×5d 或 1.0g/(kg·d)×2d(必要时) □ 达那唑 □ 重要脏器保护:抑酸、补钙等 □ 其他医嘱 临时医嘱: □ 复查血常规 □ 复查血生化、电解质 □ 输注红细胞(有指征时) □ 血浆置换(必要时) □ 对症支持 □ 其他医嘱	出院医嘱: □ 出院带药 □ 定期门诊随访 □ 监测血常规和网织红细胞
主要护理工作	□ 观察患者病情变化	□ 指导患者办理出院手续
病情变异记录	□无 □有,原因: 1. 2.	□无 □有,原因: 1. 2.
护士签名		
医师签名		

表4-3-5 鼻咽癌放疗临床护理路径表

日期	住院第1天	住院第2~3天 (确定治疗方案)	住院第4~6天 (计划制定与验证)
主要护理工作	□进行入院评估:评估患者神志、生命体征、病情、疼痛情况、过敏史等 □入院宣教:介绍病房环境、设施和设备、医护人员及医院相关制度 □观察有无涕血、鼻塞、头疼、耳鸣、面麻、复视等症状 □完成首次护理记录 □遵医嘱完成化验检查、辅助检查预约。告知次日采血及检查注意事项	□放疗前宣教:向患者及家属介绍有关放疗知识、大致的治疗程序、可能出现的不良反应及需要配合的事项 □心理护理及基础护理:消除患者焦虑情绪和恐惧心理 □完成放疗前准备:摘除金属物质,如金属牙套、金属气管切开套管,做好口腔的处理,填充或拔除龋齿 □抽血,留小便常规、大便常规等 □协助患者到相关科室行X线、CT、B超等检查 □遵医嘱给药并观察药物反应 □完成护理记录	□观察患者病情变化 □填写护理记录 □面膜及体架的保管:防止热源、锐器等 □进行深静脉穿刺,行深静脉外周留置宣教,签署知情同意书 □进行化疗前宣教 1. 化疗目的、方式,血管的选择及保护 2. 药物输入速度控制的重要性,输注时不能擅自调速。 3. 药物渗出血管外会引起组织的坏死等,让患者注意配合,避免穿刺侧肢体过度活动。 4. 告知将要使用药物的作用、可能出现药物的不良反应及表现,使用药物注意事项。奈达铂主要不良反应为骨髓抑制,表现为白细胞、血小板、血色素减少,其他较常见的不良反应包括恶心、呕吐、食欲不振等消化道症状,以及肝肾功能异常、耳神经毒性、脱发等。 □预防并发症护理: 1. 保持口腔清洁,餐后睡前漱口,清除食物残渣,预防感染和龋齿的发生 2. 每天用软毛牙刷刷牙,建议用含氟牙膏 3. 饮食以软食易消化为宜,禁烟酒,禁止强冷、强热及辛辣食品对口腔黏膜的刺激
护士签名			
医师签名			

日期	住院第 7~13 天 （放疗第 1 周）	住院第 14~20 天 （放疗第 2 周）	住院第 21~27 天 （放疗第 3 周）
主要护理工作	□定时巡视病房，观察患者一般状况 □观察急性放疗反应，有无头痛、头晕、腮腺炎 □遵医嘱给药，单药奈达铂。观察药物疗效及不良反应等 □遵医嘱完成化验检查，复查血常规。 □预防放疗并发症护理 1. 按时使用放疗皮肤防护剂。放疗前 2 小时及睡前涂抹，勿擅自更改或涂抹放射野皮肤标记 2. 穿柔软或低领开衫棉质衣服，避免机械性刺激；照射野皮肤用温水软毛巾轻柔清洗，禁用碱性肥皂搓洗，禁用冰袋和暖具；剃毛发宜用电动剃须刀，以防皮肤损伤；外出时防止暴晒及风吹雨淋 3. 保持口腔清洁：可用茶叶水或淡盐水漱口 4. 根据需要做鼻咽冲洗，保持局部清洁，提高放射敏感性 5. 饮食应品种丰富，不要盲目忌口，口味应清淡甘润，以免生寒伤胃，可口含话梅、罗汉果、橄榄等，可刺激唾液分泌，减少干燥症状。 □进行心理护理及基础护理 □完成护理记录	□定时巡视病房，观察患者一般状况 □观察急性放疗反应：有无口干、疲劳、虚弱、食欲下降、恶心、呕吐、睡眠障碍等，必要时药物助眠 □遵医嘱给药，单药奈达铂。观察药物疗效及不良反应等 □遵医嘱完成化验检查，复查血常规、生化 □预防放疗并发症护理 1. 放射野皮肤护理 2. 口腔炎的护理：放化疗时，每天检查口腔，加强口腔护理，饭后、睡前使用漱口液漱口，避免刺激性、粗糙、有骨刺的食物，应进食松软清淡饮食 □进行心理护理及基础护理 □协助患者功能锻炼，如张口运动、支撑锻炼、叩齿及咬合锻炼、鼓腮运动，长期坚持，并作为永久性功能锻炼 □完成护理记录	□定时巡视病房，观察患者一般状况 □观察急性放疗反应：Ⅰ度放射性皮炎及口腔炎 □遵医嘱给药，单药奈达铂。观察药物疗效及不良反应等 □遵医嘱完成化验检查，复查血常规 □预防放疗并发症护理 1. 放射野皮肤护理Ⅰ度、Ⅱ度皮肤反应的患者不需要停止放疗，结束后 2 周，症状可自行消失 2. 口腔炎的护理：口腔疼痛者可用 0.5% 普鲁卡因或利多卡因+生理盐水漱口 3. 多吃生津止渴、养阴清热食品，胖大海、菊花、金银花、麦冬、石斛、西洋参等泡水饮用。 □进行心理护理及基础护理 □指导患者功能锻炼 □完成护理记录
护士签名			
医师签名			

日期	住院第28~34天 (放疗第4周)	住院第35~41天 (放疗第5周)	住院第42~48天 (放疗第6周)
主要护理工作	□定时巡视病房,观察患者一般状况 □观察急性放疗反应:Ⅰ度/Ⅱ度放射性皮炎及口腔炎 □遵医嘱给药,单药奈达铂。观察药物疗效及不良反应等 □遵医嘱完成化验检查,复查血常规、生化、MRI □预防放疗并发症护理 1. 放射野皮肤护理:皮肤瘙痒者,嘱患者用温水软毛巾擦拭局部皮肤,不能用手抓或撕脱皮屑,注意剪指甲 2. 口腔炎的护理:溃疡者可用利多卡因+维生素B_{12}+生理盐水漱口 3. 进食半流质或软烂食物,以煮、炖、蒸为主,如面条、蛋羹、肉汤、鱼汤、肉粥等 □进行心理护理及基础护理 □督促指导功能锻炼 □完成护理记录	□定时巡视病房,观察患者一般状况 □观察急性放疗反应:Ⅰ度/Ⅱ度放射性皮炎及口腔炎 □遵医嘱给药,单药奈达铂。观察药物疗效及不良反应等 □遵医嘱完成化验检查,复查血常规、生化 □预防放疗并发症护理 1. 放射野皮肤护理:放射野皮肤放疗前后可用1%冰片滑石粉撒于患处(止痒)。避免涂擦刺激性或含重金属的药物,如碘酊、酒精、茶油等。 2. 口腔炎的护理:溃疡者可用利多卡因+维生素B_{12}+生理盐水或碳酸氢钠漱口 3. 进食半流质或软烂食物,以煮、炖、蒸为主,如面条、蛋羹、肉汤、鱼汤、肉粥等。 □进行心理护理及基础护理。 □督促指导功能锻炼 □完成护理记录	□定时巡视病房,观察患者一般状况 □观察急性放疗反应:Ⅱ度/Ⅲ度放射性皮炎及口腔炎、耳鸣 □遵医嘱给药,单药奈达铂。观察药物疗效及不良反应等 □遵医嘱完成化验检查,复查血常规 □预防放疗并发症护理 1. 放射野皮肤护理:放射野皮肤放疗前后可用1%冰片滑石粉撒于患处(止痒)。 2. 口腔炎的护理:溃疡者可用利多卡因+庆大霉素+维生素B_{12}+生理盐水或碳酸氢钠含服 3. 鼓励进食:虽然进食困难,没有食欲,也要鼓励患者加强营养,少食多餐,告知只有自己进食才能增强免疫力,体重下降不超过5kg。 □加强心理护理及基础护理,口腔护理 □协助患者功能锻炼 □完成护理记录
护士签名			
医师签名			

日期	住院第 49～55 天 （放疗第 7 周）	住院第 56～57 天
护理工作	□ 定时巡视病房，观察患者一般状况 □ 观察急性放疗反应：Ⅱ度/Ⅲ度放射性皮炎及口腔炎度 □ 遵医嘱给药，单药奈达铂。观察药物疗效及不良反应等 □ 遵医嘱完成化验检查，复查血常规、生化 □ 预防放疗并发症护理 1. 放射野皮肤护理：Ⅲ度、Ⅳ度皮炎患者立即停止放疗。白细胞 $<3\times10^9/L$、血小板 $<70\times10^9/L$ 时，暂停放疗 2. 口腔炎的护理：溃疡者可用利多卡因 + 庆大霉素 + 维生素 B_{12} + 生理盐水或碳酸氢钠含服 3. 鼓励进食，鼓励多饮水，多喝果汁、牛奶等。重度口腔黏膜反应不能进食时，可采用鼻饲饮食或静脉营养，以保证足够的营养，促进机体恢复 □ 加强心理护理及基础护理，口腔护理 □ 协助患者功能锻炼 □ 完成护理记录	□ 定时巡视病房 □ 观察放疗副反应 □ 遵医嘱完成化验检查，复查血常规、MRI □ 预防并发症护理 1. 放射野皮肤护理：穿柔软或低领开衫棉质衣服，避免机械性刺激；照射野皮肤用温水软毛巾轻柔清洗，禁用碱性肥皂搓洗；外出时防止暴晒及风吹雨淋；皮肤若有结痂应待其自然脱落 2. 进食半流质或软烂食物，以煮、炖、蒸为主，如面条、蛋羹、肉汤、鱼汤、肉粥等。用盐水或茶水漱口，加强营养 □ 督促患者功能锻炼，长期坚持，并作为永久性功能锻炼 □ 完成出院指导 □ 帮助办理出院手续 □ 完成出院护理记录
护士签名		
医师签名		

表4-3-6 结肠癌化疗的护理临床路径表

标准住院日:21天

	住院第1天(住院日)	住院第2天	住院第3~10天(化疗日)	住院第11~20天	住院第21天(出院日)
健康宣教	□介绍管床医生、护士长、责任护士	□告知化疗目的、方法及注意事项	□检查化疗知情同意书,告知化疗方案	□疾病的相关知识及康复锻炼	□出院指导
	□病区环境、设施、安全知识、相关制度	□化疗药物的相关副反应	□使用药物的名称、作用及副作用,告知勿自行调节滴速	□预防感冒	□清淡易消化、营养丰富饮食,注意饮食卫生,保持大便通畅
	□入院评估	□告知清淡易消化饮食,多吃蔬菜、水果,多饮水	□指导患者止吐方法	□继续观察化疗药物迟发副作用	□注意休息,劳逸结合
	□告知清淡易消化饮食,多吃蔬菜、水果	□预防感冒	□注意休息,进清淡饮食,少量多餐,多饮水	□告知清淡易消化饮食,多吃蔬菜、水果	□注意保暖,防止感冒
	□介绍主要药物的名称、作用、副作用及注意事项	□导管护理与观察	□导管保护与观察	□辅助检查的复查目的及注意事项	□出院带药,遵医嘱按时服用
	□正确佩戴腕带	□辅助检查的目的及注意事项	□预防感冒		□造口功能锻炼及周围皮肤护理

续表

	住院第1天(住院日)	住院第2天	住院第3~10天(化疗日)	住院第11~20天	住院第21天(出院日)
治疗处置	□辅助检查的目的及注意事项,正确留取大小便标本方法	□完善辅助检查	□查看化验结果	□测量生命体征,体重	□按时复查,紧急情况处理方法,不适随诊
	□卫生处置和更换患服	□采集血标本送检	□保持导管通畅	□监测血象,遵医嘱正确使用造血生长因子药物	
	□测量生命体征	□测量生命体征	□化疗前给予重要脏器保护,止吐	□遵医嘱进行支持治疗	
	□完善辅助检查	□遵医嘱正确使用药物	□遵医嘱正确使用药物		
	□遵医嘱正确使用药物	□注意休息,保证充足睡眠	□测量生命体征,遵医嘱用心电监护		
			□化疗后给予足够的水化治疗,减少副反应		

续表

	住院第1天(住院日)	住院第2天	住院第3~10天(化疗日)	住院第11~20天	住院第21天(出院日)
基础护理	□根据患者自理能力协助患者生活护理,保持皮肤清洁,"三短九洁" 分级护理:□一级护理 □二级护理 □压疮、跌倒/坠床风险评估,落实预防措施,根据病情留陪人,上床挡,确保安全 □心理护理	□根据患者自理能力协助患者生活护理,保持皮肤清洁,"三短九洁" 分级护理:□一级护理 □二级护理 □落实压疮、坠床等相关预防措施,确保病人安全 □心理护理	□更换患服,根据患者自理能力协助患者生活护理,保持皮肤清洁,"三短九洁" 分级护理:□一级护理 □二级护理 □落实压疮、坠床等相关预防措施,确保病人安全 □心理护理	□根据患者自理能力协助患者生活护理,保持皮肤清洁,"三短九洁" 分级护理:□一级护理 □二级护理 □落实压疮、坠床等相关预防措施,确保病人安全 □心理护理	

续表

	住院第1天(住院日)	住院第2天	住院第3~10天(化疗日)	住院第11~20天	住院第21天(出院日)
专科护理	□协助完善专科检查 □排便习惯及功能锻炼，预防造口狭窄 □造口皮肤护理、造口袋使用方法 □管道护理	□协助完善专科检查 □排便习惯及功能锻炼，预防造口狭窄 □造口皮肤护理、造口袋使用方法 □管道护理	□指导并观察化疗药物输注的反应，遵医嘱给予对症处理 □观察导管周围皮肤，防肿瘤。保持导管通畅，防脱落 □发生渗漏，启动紧急风险预案	□观察化疗后病情变化 □排便习惯及功能锻炼，预防造口狭窄 □造口皮肤护理、造口袋使用方法 □按时、正确使用药物，观察药物疗效及反应	
医嘱执行	详见病人医嘱单	详见病人医嘱单	详见病人医嘱单	详见病人医嘱单	

第四节 肿瘤内科癌痛及生存质量评估

一、癌痛的评估方法

1. 数字评分法(numerical rating scale, NRS) 数字分级法用 0~10 的数字代表不同程度的疼痛,0 为无痛,10 为剧痛。让患者自己圈出一个最能代表疼痛程度的数字。

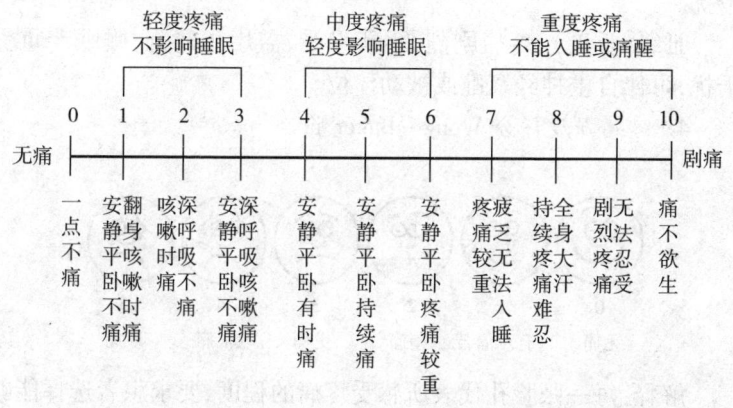

程度分级标准为:

0:无痛;1~3:轻度疼痛;4~6:中度疼痛;7~10:重度疼痛

2. 视觉模拟评分(visual analogue scale, VAS) VAS 法画一长线(一般长为 10cm),一端代表无痛,另一端代表剧痛,让患者在线上的最能反映自己疼痛程度之处画一交叉线。

"请标出你认为的疼痛程度"

无痛　　　　　　　　　　　　　　能够想象最疼的程度

3. 根据主诉疼痛的程度分级法(verbal rating scale, VRS)

0级:无疼痛

Ⅰ级(轻度):有疼痛但可忍受,生活正常,睡眠无干扰。

Ⅱ级(中度):疼痛明显,不能忍受,要求服用止痛药,睡眠受干扰。

Ⅲ级(重度):疼痛剧烈,不能忍受,需用止痛剂,睡眠严重受干扰,可伴自主神经紊乱或被动体位。

4. 疼痛强度评分 Wong – Baker 脸

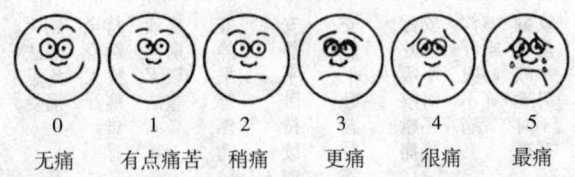

　　0　　　1　　　2　　　3　　　4　　　5
　无痛　有点痛苦　稍痛　更痛　很痛　最痛

解释:每一张脸孔代表所感受疼痛的程度,要求患者选择能够代表其疼痛程度的表情。

Wong – Baker 脸适用于3岁及以上人群。

5. 疼痛简明评估量表(Brief pain inventory, BPI)　见表4 – 4 – 1。

表4-4-1 简明疼痛调查表(简表)

日期_____年____月____日　　　　　　　　　　　时间_____
姓名_____

一、在我们一生中大多数都曾经体验过轻微的头痛、扭伤和牙痛,今天你是否有其他不常见的疼痛?

　　　　　　1. 有　　　　　　　2. 没有

二、请你在下图中用阴影标出你感到疼痛的部位,并在最痛的部位打"×"。

三、请圈出一个数字以表示你在24小时内疼痛最重的程度。
　　1　2　3　4　5　6　7　8　9　10
　　不痛　　　　　　　　　　　　你能想象的最痛

四、请圈出一个数字以表示你在24小时内疼痛最轻的程度。
　　1　2　3　4　5　6　7　8　9　10
　　不痛　　　　　　　　　　　　你能想象的最痛

五、请圈出一个数字以表示你在24小时内疼痛的平均程度。
　　1　2　3　4　5　6　7　8　9　10
　　不痛　　　　　　　　　　　　你能想象的最痛

六、请圈出一个数字以表示你现在疼痛的程度。
　　1　2　3　4　5　6　7　8　9　10
　　不痛　　　　　　　　　　　　你能想象的最痛

七、目前你正接受什么药物和疗法治疗疼痛?
_____

八、请圈出一个百分数,以表示你在24小时内经治疗或用药后疼痛缓解了多少?
　　0%　10%　20%　30%　40%　50%　60%　70%　80%　90%　100%
　　无缓解　　　　　　　　　　　　　　　　　　　　完全缓解

续表

九、请圈出一个数字以表示你在24小时内受疼痛影响的程度：

1. 日常生活

   1　2　3　4　5　6　7　8　9　10

   无影响　　　　　　　　　　　完全影响

2. 情绪

   1　2　3　4　5　6　7　8　9　10

   无影响　　　　　　　　　　　完全影响

3. 行走能力

   1　2　3　4　5　6　7　8　9　10

   无影响　　　　　　　　　　　完全影响

4. 正常工作（包括外出工作和家务劳动）

   1　2　3　4　5　6　7　8　9　10

   无影响　　　　　　　　　　　完全影响

5. 与他人关系

   1　2　3　4　5　6　7　8　9　10

   无影响　　　　　　　　　　　完全影响

6. 睡眠

   1　2　3　4　5　6　7　8　9　10

   无影响　　　　　　　　　　　完全影响

7. 生活乐趣

   1　2　3　4　5　6　7　8　9　10

   无影响　　　　　　　　　　　完全影响

二、肿瘤病人生存质量评分标准（KPS、PS、QOL）

（一）Karnofsky（卡氏，KPS，百分法）功能状态评分标准

体力状况评分标准是由ECOG（美国东部肿瘤协作组）Karnofsky（卡氏评分，KPS）提出，并依据病人能否正常活动、病情、生活自理程度，把病人的健康状况视为总分100分，10分一个等级（表4-4-2）。

表 4-4-2　Karnofsky 功能状态评分标准

100	正常,无症状和体征
90	能进行正常活动,有轻微症状和体征
80	勉强可进行正常活动,有一些症状或体征
70	生活可自理,但不能维持正常生活工作
60	生活能大部分自理,但偶尔需要别人帮助
50	常需人照料
40	生活不能自理,需要特别照顾和帮助
30	生活严重不能自理
20	病重,需要住院和积极的支持治疗
10	重危,临近死亡
0	死亡

得分越高,健康状况越好,越能忍受治疗给身体带来的副作用,因而也就有可能接受彻底的治疗。得分越低,健康状况越差,若低于 60 分,许多有效的抗肿瘤治疗就无法实施。

(二)行为状况(Performance Status)评分标准

Zubrod - ECOG - WHO (ZPS,5 分法)评分标准见表 4-4-3。

表 4-4-3　行为状态评分标准

0	正常活动
1	症轻状,生活自在,能从事轻体力活动
2	能耐受肿瘤的症状,生活自理,但白天卧床时间不超过 50%
3	肿瘤症状严重,白天卧床时间超过 5%,但还能起床站立,部分生活自理
4	病重卧床不起
5	死亡

行为能力评分,Karnofsky 评分一般要求不小于 70,ZPS 评分一般要求不大于 2 才考虑化疗等。

(三)肿瘤病人的生活质量评分(QOL)

我国于 1990 年参考国外的指标制定了一个草案,其标准如下(括号内为得分)。

1. 食欲　①几乎不能进食;②食量＜正常 1/2;③食量为正常的 1/2;④食量略少;⑤食量正常。

2. 精神　①很差;②较差;③有影响,但时好时坏;④尚好;⑤正常,与病前相同。

3. 睡眠　①难入睡;②睡眠很差;③睡眠差;④睡眠略差;⑤大致正常。

4. 疲乏　①经常疲乏;②自觉无力;③有时常疲乏;④有时轻度疲乏;⑤无疲乏感。

5. 疼痛　①剧烈疼痛伴被动体位或疼痛时间超过 6 个月;②重度疼痛;③中度疼痛;④轻度疼痛;⑤无痛。

6. 家庭理解与配合　①完全不理解;②差;③一般;④家庭理解及照顾较好;⑤好。

7. 同事的理解与配合(包括领导)　①全部理解,无人照顾;②差;③一般;④少数人理解关照;⑤多数人理解关照。

8. 自身对癌症的认识　①失望,全不配合;②不安,勉强配合;③不安,配合一般;④不安,但能较好地配合;⑤乐观,有信心。

9. 对治疗的态度　①对治疗不抱希望;②对治疗半信半疑;③希望看到疗效,又怕有副作用;④希望看到疗效,尚能配合;⑤有信心,积极配合。

10. 日常生活　①卧床;②能活动,多半时间需卧床;③能活动,有时卧床;④正常生活,不能工作;⑤正常生活工作。

11. 治疗的副作用　①严重影响日常生活;②影响日常生活;

③经过对症治疗可以不影响日常生活；④未对症治疗可以不影响日常生活；⑤不影响日常生活。

12. 面部表情　分①~⑤个等级。

目前试用的生活质量分级：生活质量满分为60分，生活质量极差的为<20分，差的为21~30分，一般为31~40分，较好的为41~50分，良好的为51~60分。

第五章

肿瘤内科岗位职责、工作标准和工作流程

第一节 主任、副主任护师岗位职责

1. 在护理部主任及科护士长领导下,负责指导本科护理技术、科研和教学工作。
2. 检查指导本科急、危重、疑难病人护理计划的实施,护理会诊及危重病人的抢救工作。
3. 了解国内外护理发展动态,根据医院具体条件努力引进先进技术,提高护理质量,发展护理学科。
4. 主持全院或本科护理大查房,指导下级护理人员的查房,不断提高护理业务水平。
5. 对院内护理差错、事故提出技术鉴定意见。
6. 组织主管护师、护师及进修护士的业务学习和护士规范化培训,拟定教学计划和内容,编写教材并负责讲课。
7. 带教护理系和护理专科学生的临床实习,担任部分课程的讲授并指导主管护师完成此项工作。
8. 负责组织全院或本科护理学术讲座和护理病案讨论。
9. 制定本科护理科研计划,并组织实施,通过临床实践写出有较高水平的科研论文,不断总结护理工作经验。
10. 参与审定、评价护理论文和科研成果以及新业务、新技术成果。
11. 协助护理部做好主管护师、护师的晋升、考核及评审工

作,承担对下级护理人员的培养工作。

12. 参与全院业务技术管理和组织管理工作,经常提出建设性意见,协助护理部主任加强对全院护理工作的业务指导。

13. 参与全院护理质量督察工作,指导护理质量控制工作。

第二节 主管护师岗位职责

1. 在本科护士长领导和主任护师指导下进行工作。

2. 负责督促检查本科病房护理工作质量,发现问题及时解决,把好护理质量关。

3. 解决本科护理业务上的疑难问题,指导重危、疑难患者的护理病历、护理记录的书写及实施。

4. 负责指导本科病房的护理查房,对护理业务给予具体指导。

5. 对本科发生的护理差错、事故进行分析、鉴定,并提出防范措施。

6. 组织本科护师、护士进行业务培训计划,拟定培训计划,编写教材,负责讲课。

7. 负责管理进修护士和护校学生的临床学习,并负责讲课和评定成绩。

8. 积极组织护师、护士开展护理科研、技术革新。

9. 协助护士长做好行政管理和思想政治工作。

第三节 护师岗位职责

1. 在本科室护士长领导下和上级职称护理人员领导下进行工作。

2. 参加病房的护理临床实践,指导护士正确执行医嘱及各项护理技术操作规程,发现问题,及时处理。

3.参与病房危重、疑难病人的护理工作,及难度较大的护理技术操作。带领护士完成新业务、新技术的临床实践。

4.协助护士长拟定病房护理工作计划,参与病房管理,介绍《病员住院规则》。

5.参加本科主任护师、主管护师组织的护理查房、会诊和病例讨论。

6.协助护士长负责本病房护士和进修护士的业务培训,制定学习计划,组织编写教材,并担任讲课。负责护士的技术考核工作。

7.参加护校部分临床教学,带教护士临床实习。

8.协助护士长制定本病房的科研、技术革新计划,提出科研课题,并组织实施。

9.对病房出现的护理差错、事故进行分析,提出防范措施。

第四节　护士岗位职责

1.在护士长领导下和护师指导下进行工作。

2.认真执行各项护理制度、护理常规和技术操作规程,正确执行医嘱,准确及时地完成各项护理工作,做好查对及交接班工作,防止差错、事故的发生。

3.做好基础护理、心理护理、饮食护理和服药护理。在护师指导下努力掌握运用护理程序,实施整体护理。

4.经常巡视病房,密切观察与记录危重患者的病情变化,如发现异常情况应及时报告。

5.了解住院规则、宣传防病健身的知识。经常征求患者意见,做好出院指导。

6.配合医师做好危重患者的抢救工作及各种抢救物品、药品的准备和保管工作。

7. 协助医师进行各种诊疗工作,负责采取各种检验标本。

8. 参加部分护理教学和科研,指导实习护生的工作。

9. 做好病房管理、消毒隔离、物资药品材料的保管工作。

第五节 护理员岗位职责

1. 在护士长领导下和护士指导下进行工作。

2. 担任病人生活护理和部分简单的基础护理工作。

3. 随时巡视病房,应接病人呼唤,协助生活不能自理的病人进食、起床活动及递送便器。

4. 做好病人入院前的准备工作和出院后床单、铺位的整理以及终末消毒工作。协助护士搞好被服、家具的管理。

5. 及时收集送出临时化验标本和其他外送病人工作。

第六节 肿瘤科护理组长岗位职责、工作标准和工作流程

一、护理组长岗位职责

1. 在护士长的领导下,负责本组病人的护理工作,协助护士长做好病区管理,各项质量达标。

2. 严格执行各项护理规章制度和操作规程,遵守职业道德规范。

3. 应用护理程序对病人实施整体护理,指导和检查本组病人晨、晚间护理护理落实情况:护士执行医嘱、实施护理措施、效果评价完成情况。

4. 组织护理小组护理查房、护理病例讨论,发现问题及时解决,把好质量关,主动协助医师进行各种诊疗工作,负责采集各种

检验标本。

5. 严格按分级护理要求巡视病人,密切观察病情变化,掌握所管患者的"十知道",发现异常及时报告和处理,做好危、急、重症病人的抢救工作。

6. 参与病房管理,做好患者各阶段健康教育工作,覆盖率100%,知晓率达66%,经常征求意见,改进护理工作。

7. 树立以病人为中心的服务理念,提供优质护理记录,协调好医、护、患之间的关系。

8. 正确执行医嘱,做好各项护理记录,及时完成分管病人各项治疗、护理任务,严格执行查对、交班等核心制度,防止差错事故发生,出现差错及时上报。

9. 病房做到规范化管理(整洁、安静、舒适、安全),物品放置合理。

10. 负责临床教学工作,完成下级护士、实习护生、进修护士的临床带教及临床指导任务;协助护士长完成临床护理查房和业务知识的讲授,做好出科鉴定。

二、护理组长工作质量考核标准

内容见表 5-6-1。

表 5-6-1 肿瘤科护理组长工作质量考核标准

考核内容	分值	考核标准
掌握分管病人的"十知道",严格执行危重病人的护理常规、专科护理常规及各项操作规程,交班清楚	10	不掌握一项扣 0.2 分/次
熟练运用护理程序对病人实施整体护理,护理计划效果好	8	不落实一项扣 0.5 分

续表

考核内容	分值	考核标准
按分级护理要求,做好基础护理、晨晚间护理、皮肤护理和危重病人的护理,无压疮,无烫伤,无坠床;保持病人的"三短""六洁"	10	发生压疮扣4分,其他护理并发症扣1~4分
严格执行查对制度,准确及时执行医嘱,无差错事故	8	差错及纠纷按医院管理制度执行
严重遵守无菌技术原则,做好消毒隔离工作,无交叉感染	8	不符合一项扣0.8分
与护理有关的特殊治疗、特殊检查、特殊用药等落实告知程序	6	不符合一项扣0.5分
按时巡视病人,密切观察病情变化,发现异常及时报告;保持舒适卧位及各种管道通畅,无导管脱落	8	不符合一项扣0.5分
危重、疑难病人护理措施落实,护理记录及时、准确、完善,体现病人的活动动态变化,护理文书合格率≥95%	10	不符合一项扣0.2分,每下降1%扣0.5分
根据病人的不同阶段做健康教育和康复指导,覆盖率100%,知晓率达60%	8	每下降1%扣0.5分
病房做到规范化管理(整洁、安静、舒适、安全),物品放置合理	8	不符合一项扣0.5分
患者对护理及时、护理质量、服务态度满意率≥95%,无投诉	10	每下降1%扣0.5分,投诉经查实一次扣1~2分
完成临床带教任务,带教认真、负责,做到放手不放眼,协助护士长完成临床护理查房和业务知识的讲授,做好出科鉴定	6	不符合要求扣0.5分

三、护理组长工作流程

内容见图 5-6-1。

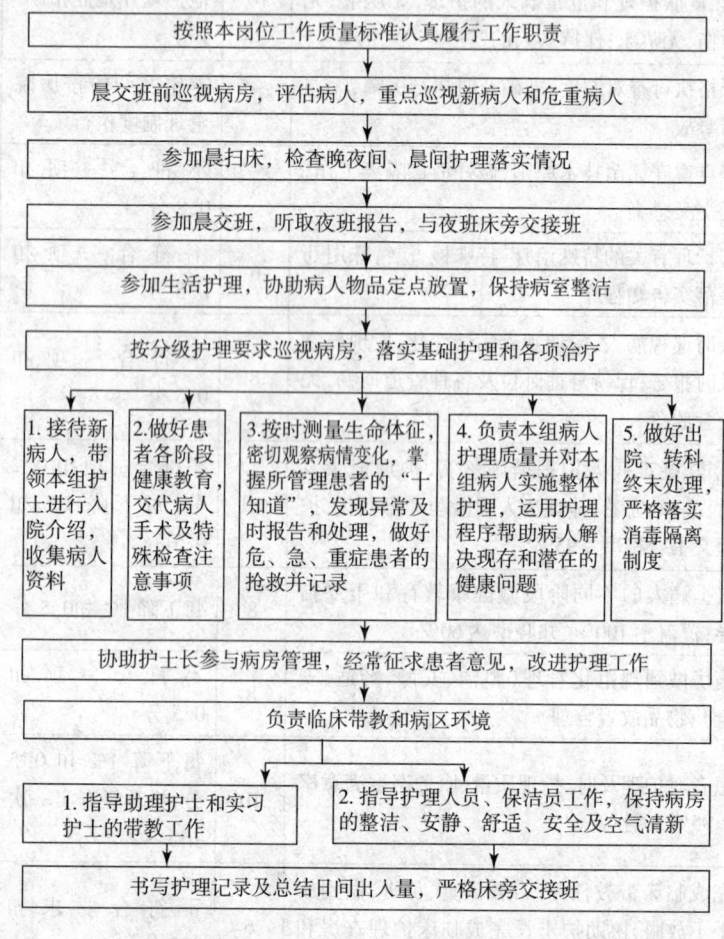

图 5-6-1 肿瘤内科护理组长工作流程

注意：

1. 服务态度好，工作态度严谨，各项处置及时、准确。

2. 严格执行查对制度，预防差错事故发生。

3. 做好各项特殊检查及手术前的准备工作，按要求交代解释清楚，物品准备齐全。

4. 做好"三无"（无坠床、烫伤、压疮），"四及时"（巡视病房及时、观察病情及时、报告医师及时、处置抢救及时），"三坚持"（坚持书面，床头，毒、麻、精神药物及器械物品的交接）。

第七节　白班责任护士岗位职责、工作标准和工作流程

一、肿瘤科白班责任护士岗位职责

1. 做好所管床单位的准备，热情接待住院患者：待患者似亲人，态度和蔼，热情耐心，服务周到，介绍全面，交流及时，掌握交流技巧。

2. 病房尽量做到规范化管理（整洁、安静、舒适、安全），物品放置合理。

3. 严格执行"三查八对"，严格遵守无菌操作规程，在进行各项护理操作中，做到稳、准、轻、静、洁。

4. 掌握所管病人的"十知道"：床号、姓名、年龄、诊断、病情、阳性体征（包括检验、检查）、主要治疗用药、护理、心理、饮食、排泄睡眠。熟练应用护理程序对病人实施整体护理。

5. 严格按分级护理要求巡视病人，密切观察病情变化，发现异常及时报告和处理，做好危、急、重症病人的抢救工作，主动协助医师进行各种诊疗工作，负责采集各种体检标本。

6. 记录及时，文字简练，数据真实可靠并能说明问题，做到具

有一定的法律依据有避免涉及法律用语。

7. 各项护理落实到位,患者及床单位做到"六洁",无院内护理并发症及差错事故发生。

8. 做好患者不同阶段的健康教育及心理护理,使患者了解自己的病情、治疗、护理的一般知识(饮食、服药、辅助检查、休息、运动、锻炼)等方面的情况,积极配合医护工作,接受治疗。

9. 患者对护理技术、护理质量、服务态度满意率≥95%,无投诉。

10. 完成临床带教任务,带教认真、负责,做到放手不放眼,协助护士长完成临床护理查房和业务知识的讲授,做好出科鉴定。

二、白班责任护士工作质量考核标准

内容见表5-7-1。

表5-7-1 肿瘤内科白班责任护士工作质量考核标准

考核内容	分值	考核标准
掌握分管病人的"十知道",严格执行危重病人的护理常规、专科护理常规及各项操作规程,交班清楚	10	不掌握一项扣0.2分/次
熟练运用护理程序对病人实施整体护理,计划落实,效果好	8	不落实一项扣0.5分
按分级护理要求,做好基础护理、晨晚间护理、皮肤护理及危重病人的护理,无压疮,无烫伤,无坠床;保持病人的"三短"、"六洁"	10	发生压疮扣4分,其他护理并发症扣1~4分
严格执行查对制度,准确及时地执行医嘱,无差错事故	8	差错及纠纷按医院管理制度执行

续表

考核内容	分值	考核标准
严重遵守无菌技术原则,做好消毒隔离工作,无交叉感染	8	不符合一项扣0.8
与护理有关的特殊治疗、特殊检查、特殊用药等落实告知程序	6	不符合一项扣0.5分
按时巡视病人,密切观察病情变化,发现异常及时报告;保持舒适卧位及各种管道通畅,无导管脱落	8	不符合一项扣0.5分
危重、疑难病人护理措施落实,护理记录及时、准确、完善,体现病人的活动动态变化,护理文书合格率≥95%	10	不符合一项扣0.2分,每下降1%扣0.5分
根据病人的不同阶段作健康驾驭和康复指导,覆盖率100%,知晓率达60%	8	每下降1%扣0.5分
病房做到规范化管理(整洁、安静、舒适、安全),物品放置合理	8	不符合一项扣0.5分
患者对护理及时、护理质量、服务态度≥95%,无投诉	10	每下降1%扣0.5分,投诉经查实一次扣1~2分
完成临床带教任务,带教认真、负责,做到放手不放眼,协助护士长完成临床护理查房和业务知识的讲授,做好出科鉴定	6	不符合要求扣0.5分

三、白班责任护士工作流程

内容见图 5-7-1。

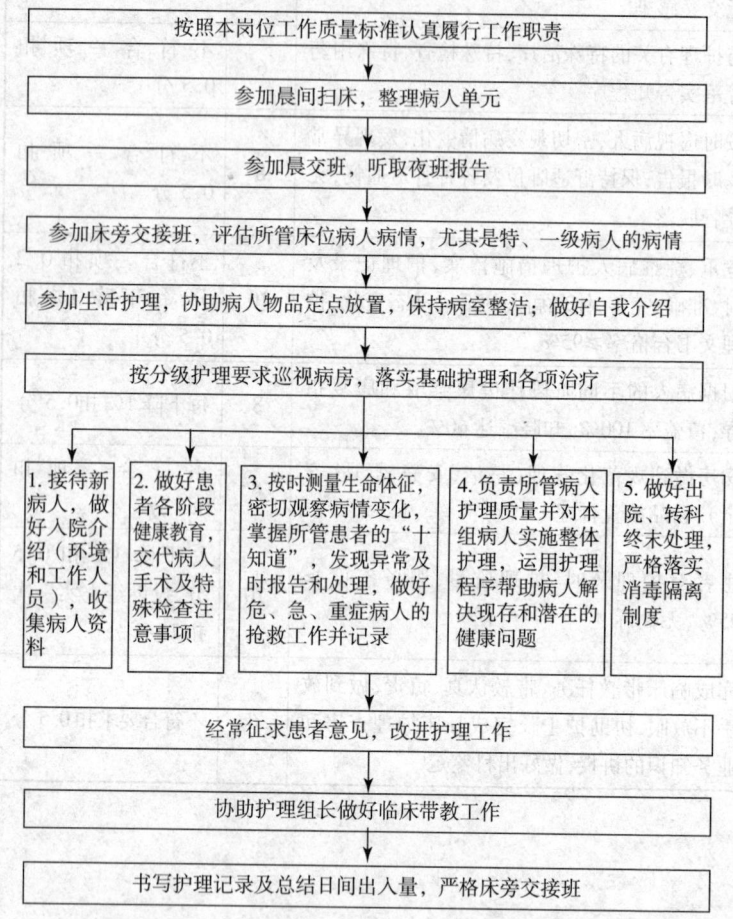

图 5-7-1 肿瘤内科白班责任护士工作流程图

注意：

1. 服务态度好，工作态度严谨，各项处置及时、准确。

2. 严格执行查对制度，预防差错事故发生。

3. 做好各项特殊检查机手术前的准备工作，按要求交待解释清楚、物品准备齐全。

4. 做好"三无"（无坠床、烫伤、压疮），"四及时"（巡视病房及时、观察病情及时、报告医师及时、处置抢救及时），"三坚持"（坚持书面、床头、毒、麻、精神药物及器械物品的交接）。

第八节　夜班责任护士岗位职责、工作标准和工作流程

一、肿瘤内科夜班责任护士岗位职责

1. 负责夜间患者各种治疗与护理，执行临时医嘱，负责手术及特殊检查患者的各项准备工作及各种标本采集，接收急诊新入院患者，完成各种治疗护理，维持病区秩序，保证病区安全。

2. 认真床旁交接班，查对本班医嘱，做好特殊检查及术前准备工作。

3. 全面了解患者动态，掌握危重患者病情变化，完成白班交接班中待执行事项。

4. 测绘夜、晨间生命体征，发现异常及时报告值班医师处理。

5. 负责晨间各项治疗、护理工作，按分级护理要求巡视病房，及时发现病情变化，护理记录及时、准确、完整。

6. 完成晨间各项标本的采集收取，并为手术及特殊检查患者做好护理准备。

7. 督促保洁员履行职责，做好危重病人晨间护理，保持病室及卫生整洁。

8. 保持治疗室,办公室清洁,整齐,物品定位。

二、夜班责任护士工作质量考核标准

内容见表5-8-1。

表5-8-1 肿瘤内科夜班责任护士工作质量考核标准

考核内容	分值	考核标准
1. 熟悉本班工作职责、程序及质量标准,各项处置及时准确,服务态度好,工作态度严谨	10	不符合一项扣1分
2. 严格执行查对制度,预防差错事故	10	不符合一项扣1分,差错按医院管理制度执行
3. 做好各项特殊检查及手术前的准备工作,要求交待解释清楚,物品准备齐全	15	不符合一项扣1分
4. 做好危重患者晨间护理	15	不符合一项扣1分
5. 管理指导陪护,保持病房整洁有序,用物定位放置	15	不符合一项扣1分
6. 严格按分级护理要求巡视病房,做到"三无"(无坠床、烫伤、压疮),"四及时"(巡视病房及时,观察病情及时,报告医师及时,处置抢救及时),"三坚持"(坚持书面、床头,毒、麻、精神药及器械物品交接班)	15	不符合一项扣1分
7. 观察患者睡眠及病情变化,保持病区安静安全	10	不符合一项扣1分
8. 督导保洁员晨间病区清扫,保持病区卫生整洁	10	不符合一项扣1分

三、夜班责任护士工作流程

见图5-8-1。

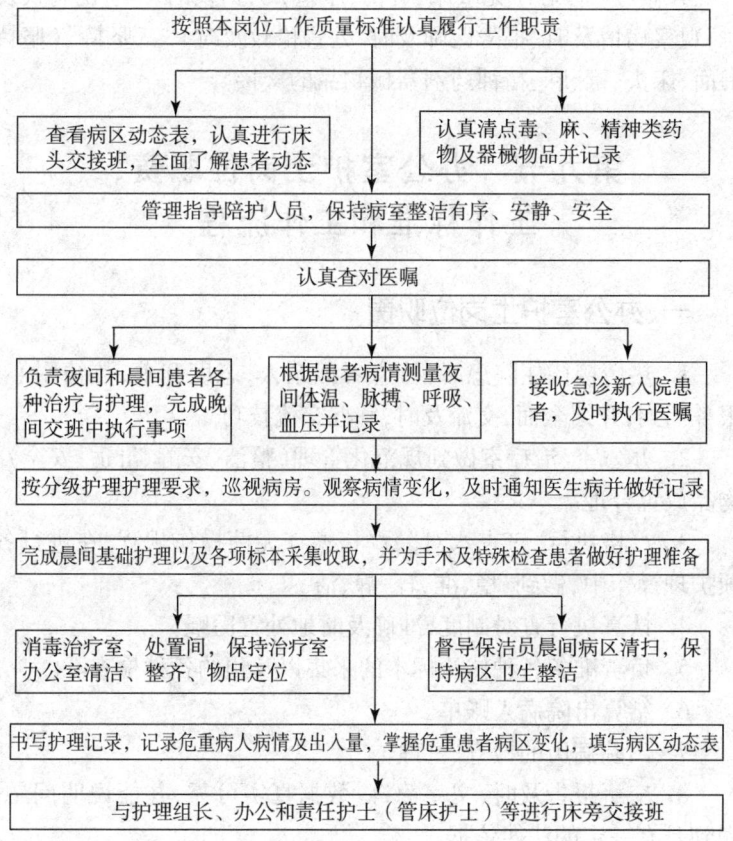

图5-8-1 肿瘤内科夜班责任护士工作流程

注意：
1. 服务态度好,工作态度严谨,各项处置及时,准确。

2. 严格执行查对，预防差错事故发生。

3. 做好各项特殊检查及手术前准备工作，按要求交代解释清楚，物品准备齐全。

4. 做好"三无"（无坠床、烫伤、压疮）、"四及时"（巡视病人及时、观察病情及时、报告医师及时、处置抢救及时）"三坚持"（坚持书面、床头、毒、麻、精神药剂器械物品的交接）。

第九节　办公室护士岗位职责、工作标准和工作流程

一、办公室护士岗位职责

1. 热情接待住院患者：待患者似亲人，态度和蔼，热情耐心，服务周到，介绍全面，交流及时，掌握交流技巧。

2. 办公室、治疗室做到规范化管理（整洁、安静、舒适、安全），物品放置合理。

3. 严格执行"三查八对"，严格遵守无菌操作规程，在进行各项护理操作中，做到：稳、准、轻、静、洁。

4. 认真执行查对制度，准确及时地处置医嘱。

5. 负责准备各种体检标本的采集以及预约各种检查。

6. 结算出院病人账单。

7. 出院病历的检查、整理。

8. 交班报告及时，文字简练、数据真实可靠，并能说明问题，做到具有一定的法律依据。

9. 患者对护理技术、护理质量、服务态度满意率≥95%，无投诉。

10. 完成临床带教任务，带教认真、负责，做到放手不放眼，协助护士长完成临床护理查房和业务知识的讲授，做好出科鉴定。

二、办公室护士工作质量考核标准

内容见表5-9-1。

表5-9-1 肿瘤内科办公室护士工作质量考核标准

考核内容	分值	考核标准
严格执行本专科疾病护理常规及各项操作规程,交接班清楚	10	不掌握一项扣0.2分/人次
办公室、治疗室物品规范、整洁	10	不落实一项扣1分
严格查对制度和无菌操作原则配置补液	10	不落实一项扣1分。
严格执行查对制度,准确及时地执行医嘱,无差错事故	10	差错纠纷按医院管理制度执行
与护理有关的特殊治疗、特殊检查、特殊用药等落实告知程序	8	不符合一项扣0.5分
按时巡视病人,密切观察病情变化,发现异常及时报告	8	不符合一项扣0.5分
危重、大手术、疑难病人护理措施落实。护理文件书写合格率≥95%	10	不符合一项扣0.2分,每下降1%扣0.5分
根据病人的不同阶段做健康教育和康复指导,覆盖率100%,知晓率达60%	8	每下降1%扣0.5分,投诉经查实一次扣1~2分
患者对护理技术、护理质量、服务态度满意率≥95%,无投诉	10	每下降1%扣0.5分,投诉经查实一次扣1~2分
无菌物品做到规范管理(整洁、安静、舒适、安全),放置合理	8	不符合一项扣0.5分
完成临床带教任务,带教认真、负责,做到放手不放眼,协助护士长完成临床护理查房和业务知识的讲授,做好出科鉴定	8	不符合要求扣0.5分

三、办公室护士工作流程

内容见图 5-9-1。

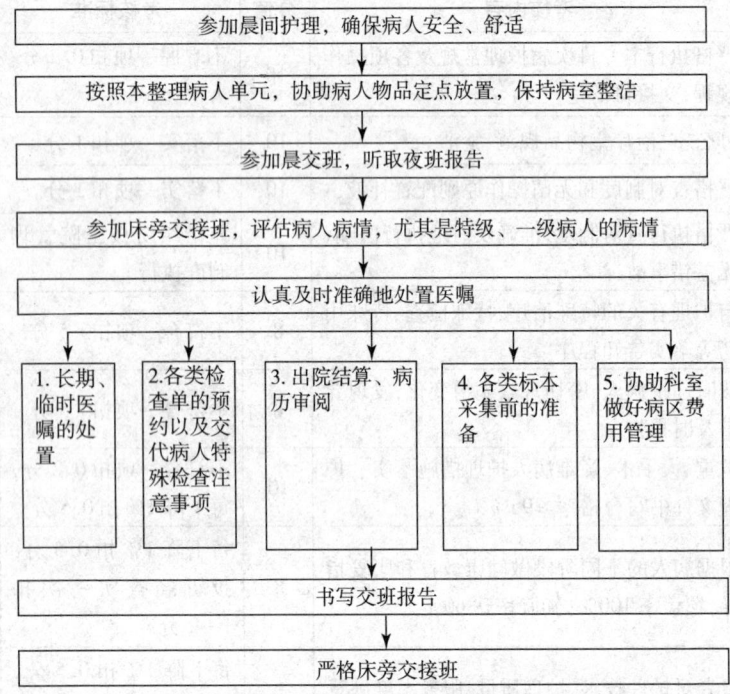

图 5-9-1 肿瘤内科办公室护士工作流程图

注意:
1. 服务态度好,工作态度严谨,各项处置及时,准确。
2. 严格执行医嘱查对制度,预防差错事故发生。
3. 做好各项特殊检查的准备工作,按要求交代解释清楚,物品准备齐全。

4. 出院病历符合要求。

第十节　护理教学秘书岗位职责

1. 教学秘书在科主任的直接领导下全面负责统筹安排和组织实施本科室的业务学习和研修、见习、实习等教学工作。选拔医德医风好、业务技术高、带教认真负责的医师承担带教任务。

2. 对实习生进行入科教育，负责对研究生、实习生介绍本专科的常规和专业特点，安排实习生工作任务（每个实习生实际管理床位数6~8张）。

3. 负责制定本科室研修、实习教学计划，指定带教老师，分配带教任务。有计划地组织本科室的教学查房、床边教学、病例讨论和专题讲座等教学活动及实习生的轮转鉴定、考核工作。在教学中要强化技能训练，提高学生分析问题、解决问题的能力。原则上每月教学查房两次、病例讨论两次，每两周教学讲课一次。

4. 严格实习、轮转纪律，认真执行考勤制度，深入了解学生的思想政治、学习态度、工作纪律、医德医风等表现，及时总结、讲评；发现问题及时疏导、教育和批评指正。

5. 负责督促带教老师检查修改研究生、实习生病案，并指导他们开医嘱、处方等各种申请单。

6. 定期召开科室的临床教学工作会议，不断改进和提高教学质量。负责做好各种教学资料保存及每季度的讲课酬金报表等工作。

7. 参加医院的各种教学活动。负责科内各种教学记录。如：入科教育、业务学习、教学讲课、教学查房及教学病例讨论的记录。

8. 年终对科室的教学工作进行总结，制订下一年教学计划，对科室教学工作提出意见和建议。

第十一节 护理组长、临床护理实践教学秘书岗位管理及考核方案

为建立科学规范的护理组长、临床护理实践教学秘书选拔任用制度,充分调动护理人员的积极性、主动性,健全各级护理人员的激励、制约机制,提高护理人员综合素质以及人力资源管理效力,特制定本方案。

一、组织管理

医院成立"护理组长、临床护理实践教学秘书岗位管理领导小组"(以下简称领导小组),负责资格审查、民主测评、演讲答辩、聘任及培养等工作。

组　长:王××

成　员:刘××、曲××、马××、李××、那××、陈××、岑××、黄××、杨××、金××、陈××、孙××、徐××

秘　书:杨××、李××

办公室:设在护理部

二、岗位设置

(一)护理组长岗位设置

护理部进行调研,会同各科主任、护士长根据科室编制病床数、实际开放床位数、临床护理工作量、专业技术要求等,确定各科室与医疗组长相匹配的护理组组长的设置数。

(二)临床护理实践教学秘书岗位设置

护理教研室进行调研,根据各科室每年完成带教任务的情况确定各科室"临床护理实践教学秘书"岗位设置数。

三、任职条件

（一）护理组长任职条件

1. 具有护士执业资格证、大专及以上学历,从事本专科临床护理工作3年以上。

2. 热爱护理专业热情,具有良好的奉献精神,工作认真负责。

3. 具有扎实的专科领域护理知识和技能,能够发现和解决本专科领域病人的个体和群体的护理问题。

4. 具备危重患者护理的相关知识与操作技能,如危重患者护理常规及抢救技能、生命支持设备操作、患者病情评估与处理、紧急处置能力等。

5. 工作中认真执行查对制度,能遵照医嘱正确提供治疗、给药、输血等护理服务,及时观察、了解患者用药及治疗反应。

6. 能够积极接受、应用和推广新业务、新技术,能独立评估、解决病人的临床问题,具有良好的人际交往沟通和协调能力。

7. 熟悉护理相关法律法规和规章制度,具有良好的风险评估及防范能力,能预防和处理应急情况。

（二）临床护理实践教学秘书任职条件

1. 具有护理师以上职称,大专及以上学历,从事本专科临床护理工作2年以上。

2. 具有较强的教学意识和责任感,工作认真负责,具有奉献、慎独精神,为人师表。

3. 有扎实的专科领域护理知识,教育理论知识及较系统的基本管理知识,并能熟练运用于临床实践教学工作。

4. 能够积极接受、应用和推广新业务、新技术,具有良好的人际交往沟通和协调能力。

5. 具有较强的业务素质、组织能力和管理能力,能够组织、协调护理教学活动。

6. 熟悉护理相关法律法规和规章制度,具有良好的风险评估及防范能力,能预防和处理应急情况。

7. 熟练运用 office 工作软件。

8. 严格遵守职业道德规范,热爱学生,尊重学生,确保自己的言行和指导内容的科学性、先进性、教育性和示范性。

四、选拔任用程序

1. 护理部、护理教研室进行调研,经党政联系会同意后在全院下发竞岗通知。

2. 符合任职条件的护理人员可通过自荐、科室推荐、系统推荐、组织提名等方式参加竞岗。

3. 竞岗演讲

(1)演讲答辩由护理部、护理教研室牵头组织,"领导小组"参与,并担任评委。

(2)参加演讲答辩者要对个人的竞争优势、履职情况、对护理工作的设想、完成上级和医院规定的各项指标以及团结同事、廉洁自律等进行演讲,对评委提出的问题进行答辩,评委以无记名方式对答辩者进行综合评价。

(3)演讲时采用多媒体汇报,时间不超过 6 分钟。

4. 领导小组择优录用拟聘人选,报"医院党政联系会"审核批准。

5. 履职并进行任期考评。

五、任期考评

(一) 考核方式

1. 每月考核,每年年终考评。

2. 考核内容按照"护理组长、临床护理实践教学秘书月考核、年终考核评价表"执行。

3. 考核实行护士长考核、科护士长考核、护理部审核三级考核方式,护理部针对护理组长、临床护理实践教学秘书出勤情况、落实"患者安全目标"情况进行重点审核。

(二)月考核

1. 科室层面考核占 70 分,另有 2 分加分;系统层面考核占 30 分。

2. "月考核评价表"由科护士长存档。

3. 科护士长完成系统内护理组长、临床护理实践教学秘书考核后,填报"昆明市延安医院护理组长教学秘书月考核汇总表",于次月第一周交护理部。

(三)年终考核

1. 科室层面考核占 30 分,另有 5 分加分;系统层面考核占 70 分,包括科护士长每月上报分数、护理部审核分数,护理部每年 12 月初将护理组长、教学秘书 1~11 月平均成绩返到科护士长处。

2. "年终考核评价表"评价表由科护士长存档。

3. 科护士长完成系统内护理组长、临床护理实践教学秘书年终考核后,填报"昆明市延安医院护理组长教学秘书年终考核汇总表",于 12 月第一周交护理部。

(四)护理部审核

(1)护理部核实分数 = 科护士长考核总得分 ÷ 当月出勤天数 × 实际出勤天数

(2)如发生投诉、护理安全(不良)事件、护理事故、教学事故,经"护理质量管理与安全委员会"讨论后,根据情节严重程度,在护理部核实分数的基础上扣除相应分值。

(3)护理部每月核实分数后填写汇总表交人力资源部、财务科。

(五)考核程序(图5-11-1)

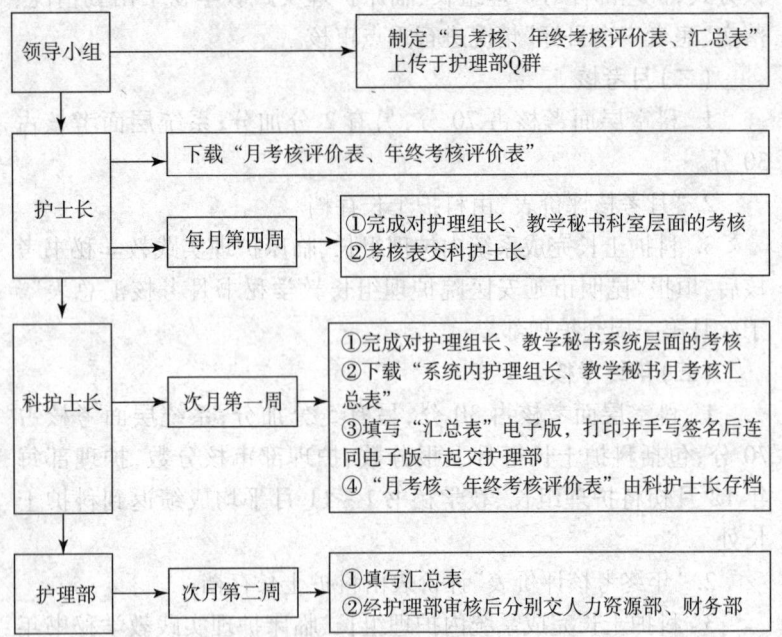

图5-11-1 护理组长、临床护理实践教学秘书考核程序图

(六)年终考核评价

优秀:≥90分;合格:70~89分;不合格:<70分。

考核优秀者,经"领导小组"讨论同意,给予续聘,并通报表扬。

考核合格者,可向"领导小组"提出续聘申请,并按相关程序竞聘,符合要求者给予续聘。

考核不合格者,不再承担相关工作。

四、其他要求

护士长、科护士长应严格按照"考核程序"在规定时间内完成对护理组长、临床护理实践教学秘书的考核,及时将汇总表交护理部,确保相应津贴的发放。

第六章

肿瘤内科护理人员分层培训

第一节 肿瘤内科护理"三基"培训计划

一、培训对象

肿瘤科全体护士。

二、培训目标

提高肿瘤护理单元的整体素质。巩固年资长的护士的基础业务素质,让肿瘤科的新护士更快地融入到工作岗位,打好工作基础。

三、培训的具体安排

1. 理论学习 见表6-1-1。
2. 护理技术操作培训及考核 见表6-1-2。

表6-1-1 肿瘤内科护理"三基"培训理论学习及考核

时间	理论学习考核	培训/考核教师
一月	＿＿＿＿年年度护理人员培训计划,肿瘤科危重患者护理常规	组长/护士长
二月	压疮的预防及护理	组长/护士长

续表

时间	理论学习考核	培训/考核教师
三月	不良事件主动报告制度,危重患者风险评估	组长/护士长
四月	防范导管滑脱管理制度,危重患者的护理安全制度	组长/护士长
五月	急危重患者报告制度,肿瘤科常见护理应急预案	组长/护士长
六月	医嘱的执行制度,化疗病人护理常规	组长/护士长
七月	交接班制度,微创病人围手术期的护理常规	组长/护士长
八月	查对制度,急性白血病的护理	组长/护士长
九月	分级护理制度,再生障碍性贫血的护理常规	组长/护士长
十月	危急值报告制度及流程,肺癌患者的护理常规	组长/护士长
十一月	优质护理目标内涵,口腔黏膜炎患者护理常规	组长/护士长
十二月	输血查对制度,乳腺癌患者的护理常规	组长/护士长

表6-1-2 肿瘤内科护理操作培训及考核

时间	护理技术操作项目	培训/考核教师
一季度	与护理部同步	组长、护士长
二季度	与护理部同步	组长、护士长
三季度	与护理部同步	组长、护士长
四季度	与护理部同步	组长、护士长

第二节 肿瘤内科在职培训计划

一、肿瘤内科护士分层考核量表

具体内容见表6-2-1至表6-2-5。

表6-2-1 N_0级护士分层考核量表

项目		考核标准	标准分	实得分	备注
专业理论	院级	①参加护理专题培训≥5次、护理双语教学查房≥1次、护理业务查房≥1次、护理疑难病例讨论≥1次、护理沙龙≥1次,8分;每差1次,扣1分,每多1次给予0.5分	9		护理专题讲座____次 护理双语教学查房____次 护理业务查房____次 护理疑难病例讨论____次 护理沙龙____次
		②参加护理部组织"三基理论知识"考核≥2次,考核合格,6分缺考,扣3分/次,考核不合格,扣1.5分/次	6		考核合格____次
		③岗前培训考核合格,5分	5		□合格 □不合格
	科级	①参加系统内、科室组织的业务学习,0.5分/次	9		参加____次
		②参加科室组织的专科护理理论考核≥2次,考核合格,6分缺考,扣4分/次;考核不合格,扣2分/次	6		考核合格____次
		③科室岗前培训考核合格,5分	5		□合格 □不合格

续表

项目		考核标准	标准分	实得分	备注
专业技能	院级	①主动参加护理部组织的专业技能培训、竞赛,3分	3		□主动参加　□未参加
		②参加护理部组织的"三基、专科技能"考核,2分/次	2		考核合格____次
		③岗前培训考核合格,5分	5		□合格　□不合格
	科级	①参加科室组织的"三基操作"考核合格,1分/次	9		考核合格____次
		②参加科室组织的"专科技能"考核合格,1分/次	9		考核合格____次
		③科室岗前培训考核合格,2分	2		□合格　□不合格
护理风险应急		从"危重患者转运、患者发生误吸、重点环节应急管理、护理技术操作并发症的处理、职业暴露"等方面对护理人员进行综合评价	5		年度考核平均值：____分
护理安全管理		无护理安全(不良)事件,5分 发生严重护理差错,扣1分/次 发生一般护理差错,扣0.2分/次 发生护理事故,扣2分/次 发生护理投诉,扣0.5分/分 发生护理纠纷,扣1.5分/次 发生护理并发症,扣0.5分/次 发生护理不良事件后主动报告,加0.5分/次 个人隐瞒,经由他人报告,扣1分/次	5		□无不良事件 □有 _____ _____
护理科研		完成读书笔记≥6篇,4分 每多1篇0.5分,每差1篇,扣1分	5		完成____篇

续表

项目	考核标准	标准分	实得分	备注
专项活动	参加专项活动,荣获市级以上奖励,一等奖2分,二等奖1.5分,三等奖1分,先进、优秀等1.5分,其他奖项1分;荣获院级奖励,一等奖1.5分,二等奖1分,三等奖0.5分,先进、优秀等1分,其他奖项0.5分	5		□无 □有 □市级以上奖励_____ □院级奖励_____
综合素质	从"仪表仪态、语言规范、责任心、岗位职责、护患关系、服务态度、服从分配、团结协作"等方面对护理人员进行综合评价。	10		护士长评价:____分
合计		100		

备注:各项目单项值加分或减分累计不超过该项"标准分"分值。

表6-2-2 N_1级护士分层考核量表

项目		考核标准	标准分	实得分	备注
专业理论	院级	①参加护理专题培训≥5次、护理双语教学查房≥1次、护理业务查房≥1次、护理疑难病例讨论≥1次、护理沙龙≥1次,8分;每差1次,扣1分,每多1次给予0.5分	9		护理专题讲座____次 护理双语教学查房____次 护理业务查房____次 护理疑难病例讨论____次 护理沙龙____次
		②参加护理部组织"三基理论知识"考核≥2次,考核合格,6分;缺考,扣3分/次,考核不合格,扣1.5分/次	6		考核合格____次

续表

项目		考核标准	标准分	实得分	备注
专业理论	科级	①参加系统内、科室组织的业务学习,0.5分/次	9		参加____次
		②参加科室组织的专科护理理论考核≥2次,考核合格,6分;缺考,扣4分/次,考核不合格,扣2分/次	6		考核合格____次
专业技能	院级	①主动参加护理部组织的专业技能培训、竞赛,4分	4		□主动参加　□未参加
		②参加护理部组织的"三基、专科技能"考核,2分/次	2		考核合格____次
	科级	①参加科室组织的"三基操作"考核合格,1分/次	9		考核合格____次
		②参加科室组织的"专科技能"考核合格,1分/次	9		考核合格____次
危重患者护理		从护理人员具备的危重患者护理技能能力方面进行考核,包括"危重患者护理常规及抢救技能、生命支持设备操作、患者病情评估与处理、紧急处置能力"等	5		年度考核平均值:____分
护理风险应急		从"危重患者转运、患者发生误吸、重点环节应急管理、护理技术操作并发症的处理、职业暴露"等方面对护理人员进行综合评价	5		年度考核平均值:____分
护理实践教学		①担任科室带教老师,给予1分;担任科室教学秘书,给予0.5分	1		□无任职 □担任____
		②承担/主持教学查房,一次1分;参加教学查房,一次0.5分	4		□无 □承担/主持____次 □参加____次

续表

项目	考核标准	标准分	实得分	备注
护理管理	①担任科室护理质量管理小组成员,1分 ②担任护理专业执行委员会成员,1分	2		□无任职 □担任____
护理安全管理	无护理安全(不良)事件,8分 发生严重护理差错,扣1分/次 发生一般护理差错,扣0.2分/次 发生护理事故,扣2分/次 发生护理投诉,扣0.5分/次 发生护理纠纷,扣1.5分/次 发生护理并发症,扣0.5分/次 发生护理不良事件后主动报告,加0.5分/次 个人隐瞒,经由他人报告,扣1分/次	8		□无不良事件 □有 ____
继续教育	①参加国家级、省级继续教育培训,一次3分 ②参加市级继续教育培训,一次1分	3		□未参加 □参加国家级____次 □参加省级____次 □参加院级____次
护理科研	完成读书笔记≥6篇,3分 每多1篇0.5分,每差1篇,扣1分	3		完成____篇
专项活动	参加专项活动,荣获市级以上奖励,一等奖2分,二等奖1.5分,三等奖1分,先进、优秀等1.5分,其他奖项1分;荣获院级奖励,一等奖1.5分,二等奖1分,三等奖0.5分,先进、优秀等1分,其他奖项0.5分	5		□无 □有 □市级以上奖励 ____ □院级奖励 ____

续表

项目	考核标准	标准分	实得分	备注
综合素质	从"仪表仪态、语言规范、责任心、岗位职责、护患关系、服务态度、服从分配、团结协作"等方面对护理人员进行综合评价	10		护士长评价：____分
合计	100			

备注：各项目单项值加分或减分累计不超过该项"标准分"分值。

表6-2-3 N_2 级护士分层考核量表

项目		考核标准	标准分	实得分	备注
专业理论	院级	①参加护理专题培训≥5次、护理双语教学查房≥1次、护理业务查房≥1次、护理疑难病例讨论≥1次、护理沙龙≥2次，3分；每差1次，扣1分，每多1次给予0.5分	5		参加： 护理专题讲座____次 护理双语教学查房____次 护理业务查房____次 护理疑难病例讨论____次 护理沙龙____次
		②承担/主持护理专题培训、护理双语教学查房、护理业务查房、护理疑难病例讨论、护理沙龙，每次1分	3		承担/主持： 护理专题讲座____次 护理双语教学查房____次 护理业务查房____次 护理疑难病例讨论____次 护理沙龙____次
		③参加护理部组织"三基理论知识"考核≥1次，考核合格，2分；缺考，扣2分，考核不合格，扣1分/次	2		考核合格____次

续表

项目		考核标准	标准分	实得分	备注
专业理论	科级	①参加系统内、科室组织的业务学习,0.5分/次	3		参加____次
		②承担/主持系统内、科室组织的业务学习,1分/次	3		承担/主持____次
		③参加科室组织的专科护理理论考核≥2次,考核合格,4分;缺考,扣2分/次,考核不合格,扣1分/次	4		考核合格____次
专业技能	院级	①主动参加护理部组织的专业技能培训、竞赛,4分	4		□主动参加　□未参加
		②参加护理部组织的"三基、专科技能"考核,2分/次	2		考核合格____次
	科级	①参加科室组织的"三基操作"考核合格,0.5分/次	5		考核合格____次
		②参加科室组织的"专科技能"考核合格,0.5分/次	5		考核合格____次
危重患者护理		从护理人员具备的危重患者护理技能能力方面进行考核,包括"危重患者护理常规及抢救技能、生命支持设备操作、患者病情评估与处理、紧急处置能力"等	10		年度考核平均值:_____分
护理风险应急		①从"危重患者转运、患者发生误吸、重点环节应急管理、护理技术操作并发症的处理、职业暴露"等方面对护理人员进行综合评价	5		年度考核平均值:_____分
		②完成医疗保障任务,一次1分;参加公共卫生突发事件急救,一次1.5分	3		医疗保障____次 急救____次

续表

项目	考核标准	标准分	实得分	备注
护理实践教学	①担任科室带教老师,给予2分;担任科室教学秘书,给予1分	2		□无任职 □担任_____
	②承担/主持教学查房,一次1分;参加教学查房,一次0.5分	3		□无 □承担/主持____次 □参加____次
护理管理	①担任科室护理质量管理小组成员,1分	1		□无任职 □担任____
	②担任护理专业执行委员会成员,1分	1		
	③担任科室护理组长,2分	2		
	④承担中、夜班工作,1分	1		□无 □承担中、夜班
护理安全管理	无护理安全(不良)事件,10分 发生严重护理差错,扣1分/次 发生一般护理差错,扣0.2分/次 发生护理事故,扣2分/次 发生护理投诉,扣0.5分/次 发生护理纠纷,扣1.5分/次 发生护理并发症,扣0.5分/次 发生护理不良事件后主动报告,加0.5分/次 个人隐瞒,经由他人报告,扣1分/次	10		□无不良事件 □有 _____
继续教育	①参加国家级、省级继续教育培训,一次3分 ②参加市级继续教育培训,一次2分	3		□未参加 □参加 国家级____次 省级____次 院级____次

续表

项目	考核标准	标准分	实得分	备注
护理科研	①完成读书笔记≥6篇,3分;每多1篇0.5分,每差1篇,扣1分	3		完成____篇
	②撰写护理论文,每篇给予2分,护理论文发表于核心期刊、国家级期刊,1篇给予2分,发表于省级期刊,1篇给予1分;参加省级以上会议交流,给予1分;参加市级会议交流,给予0.5分	4		□无 □撰写____篇 □发表____篇 □省级以上交流____篇 □市级交流____篇
	③申报护理科研项目,0.5分;参与护理科研项目,1分	1		□无　　□申报____项 □参与____项
专项活动	参加专项活动,荣获市级以上奖励,一等奖2分,二等奖1.5分,三等奖1分,先进、优秀等1.5分,其他奖项1分;荣获院级奖励,一等奖1.5分,二等奖1分,三等奖0.5分,先进、优秀等1分,其他奖项0.5分	5		□无 □有 □市级以上奖励_____ □院级奖励_____
综合素质	从"仪表仪态、语言规范、责任心、岗位职责、护患关系、服务态度、服从分配、团结协作"等方面对护理人员进行综合评价	10		护士长评价:____分
合计		100		

表6-2-4 N₃级护士分层考核量表

项目		考核标准	标准分	实得分	备注
专业理论	院级	①参加护理专题培训≥5次、护理双语教学查房≥1次、护理业务查房≥1次、护理疑难病例讨论≥1次、护理沙龙≥1次,3分;每差1次,扣1分,每多1次给予0.5分	5		参加: 护理专题讲座____次 护理双语教学查房____次 护理业务查房____次 护理疑难病例讨论____次 护理沙龙____次
		②承担/主持护理专题培训、护理双语教学查房、护理业务查房、护理疑难病例讨论、护理沙龙,每次1分	3		承担/主持: 护理专题讲座____次 护理双语教学查房____次 护理业务查房____次 护理疑难病例讨论____次 护理沙龙____次
		③参加护理部组织"三基理论知识"考核≥1次,考核合格,2分;缺考,扣2分,考核不合格,扣1分/次	2		考核合格____次
	科级	①参加系统内、科室组织的业务学习,0.5分/次	3		参加____次
		②承担/主持系统内、科室组织的业务学习,1分/次	3		承担/主持____次
		③参加科室组织的专科护理理论考核≥2次,考核合格,4分;缺考,扣2分/次,考核不合格,扣1分/次	4		考核合格____次

续表

项目		考核标准	标准分	实得分	备注
专业技能	院级	参加护理部组织的"三基、专科技能"考核,2分/次	4		考核合格____次
	科级	①参加科室组织的"三基操作"考核合格,0.5分/次	3		考核合格____次
		②参加科室组织的"专科技能"考核合格,0.5分/次	3		考核合格____次
危重患者护理		从护理人员具备的危重患者护理技能能力方面进行考核,包括"危重患者护理常规及抢救技能、生命支持设备操作、患者病情评估与处理、紧急处置能力"等	10		年度考核平均值:_____分
护理风险应急		①从"危重患者转运、患者发生误吸、重点环节应急管理、护理技术操作并发症的处理、职业暴露"等方面对护理人员进行综合评价	5		年度考核平均值:_____分
		②完成医疗保障任务,一次1分,参加公共卫生突发事件急救,一次1.5分	3		医疗保障____次 急救____次
护理实践教学		①担任科室带教老师,给予2分;担任科室教学秘书,给予1分	2		□无任职 □担任
		②承担/主持教学查房,一次1分;参加教学查房,一次0.5分	4		□无 □承担/主持____次 □参加____次
		③担任本科生导师,2分	2		□无 □担任导师

续表

项目	考核标准	标准分	实得分	备注
护理管理	①担任科室护理质量管理小组成员,1分	1		□无任职 □担任____
	②担任护理专业执行委员会成员,1分	1		
	③担任科室护理组长,2分	2		
	④承担中、夜班工作,1分	1		□无　□承担中、夜班
	⑤协助护士长做好病区管理工作	3		□无　□协助
护理安全管理	无护理安全(不良)事件,10分 发生严重护理差错,扣1分/次 发生一般护理差错,扣0.2分/次 发生护理事故,扣2分/次 发生护理投诉,扣0.5分/次 发生护理纠纷,扣1.5分/次 发生护理并发症,扣0.5分/次 发生护理不良事件后主动报告,加0.5分/次 个人隐瞒,经由他人报告,扣1分/次	10		□无不良事件 □有 _____
继续教育	①参加国家级、省级继续教育培训,一次3分 ②参加市级继续教育培训,一次2分	3		□未参加 □参加　国家级____次　省级____次　院级____次

续表

项目	考核标准	标准分	实得分	备注
护理科研	①撰写护理论文,每篇给予2分,护理论文发表于核心期刊、国家级期刊,一篇给予2分,发表于省级期刊,一篇给予1分;参加省级以上会议交流,给予1分;参加市级会议交流,给予0.5分	6		□无 □撰写____篇 □发表____篇 □省级以上交流____篇 □市级交流____篇
	②申报护理科研项目,0.5分;参与护理科研项目,1分	2		□无　　□申报____项 □参与____项
专项活动	参加专项活动,荣获市级以上奖励,一等奖2分,二等奖1.5分,三等奖1分,先进、优秀等1.5分,其他奖项1分;荣获院级奖励,一等奖1.5分,二等奖1分,三等奖0.5分,先进、优秀等1分,其他奖项0.5分	5		□无 □有 □市级以上奖励 □院级奖励
综合素质	从"仪表仪态、语言规范、责任心、岗位职责、护患关系、服务态度、服从分配、团结协作"等方面对护理人员进行综合评价	10		护士长评价:____分

备注:各项目单项值加分或减分累计不超过该项"标准分"分值

表 6-2-5　N_4 级护士分层考核量表

项目		考核标准	标准分	实得分	备注
专业理论	院级	①参加护理专题培训≥5次、护理双语教学查房≥1次、护理业务查房≥1次、护理疑难病例讨论≥1次、护理沙龙≥1次,3分；每差一次,扣1分,每多一次给予0.5分	5		参加： 护理专题讲座____次 护理双语教学查房____次 护理业务查房____次 护理疑难病例讨论____次 护理沙龙____次
		②承担/主持护理专题培训、护理双语教学查房、护理业务查房、护理疑难病例讨论、护理沙龙,每次1分	5		承担/主持： 护理专题讲座____次 护理双语教学查房____次 护理业务查房____次 护理疑难病例讨论____次 护理沙龙____次
		③参加护理部组织"三基理论知识"考核≥1次,考核合格,2分；缺考,扣2分,考核不合格,扣1分/次	2		考核合格____次
	科级	①参加系统内、科室组织的业务学习,0.5分/次	2		参加____次
		②承担/主持系统内、科室组织的业务学习,1分/次	5		承担/主持____次
		③参加科室组织的专科护理理论考核≥2次,考核合格,4分；缺考,扣2分/次,考核不合格,扣1分/次	1		考核合格____次
专业技能	院级	参加护理部组织的"三基、专科技能"考核,2分/次	4		考核合格____次
	科级	①参加科室组织的"三基操作"考核合格,0.5分/次	3		考核合格____次
		②参加科室组织的"专科技能"考核合格,0.5分/次	3		考核合格____次

续表

项目	考核标准	标准分	实得分	备注
危重患者护理	从护理人员具备的危重患者护理技能能力方面进行考核,包括"危重患者护理常规及抢救技能、生命支持设备操作、患者病情评估与处理、紧急处置能力"等	10		年度考核平均值:____分
护理风险应急	①从"危重患者转运、患者发生误吸、重点环节应急管理、护理技术操作并发症的处理、职业暴露"等方面对护理人员进行综合评价	5		年度考核平均值:____分
	②完成医疗保障任务,一次1分,参加公共卫生突发事件急救,一次1.5分	3		医疗保障____次 急救____次
护理实践教学	①担任科室带教老师,给予2分;担任科室教学秘书,给予1分	2		□无任职 □担任____
	②承担/主持教学查房,一次1分;参加教学查房,一次0.5分	4		□无 □承担/主持____次 □参加____次
	③担任本科生导师,2分	2		□无 □担任导师
护理管理	①担任科室护理质量管理小组成员,1分	1		□无任职 □担任____
	②担任护理专业执行委员会成员,1分	1		
	③担任科室护理组长,2分	2		
	④承担中、夜班工作,1分	1		□无 □承担中、夜班
	⑤协助护士长做好病区管理工作	3		□无 □协助

续表

项目	考核标准	标准分	实得分	备注
护理安全管理	无护理安全(不良)事件,10分 发生严重护理差错,扣1分/次 发生一般护理差错,扣0.2分/次 发生护理事故,扣2分/次 发生护理投诉,扣0.5分/次 发生护理纠纷,扣1.5分/次 发生护理并发症,扣0.5分/次 发生护理不良事件后主动报告,加0.5分/次 个人隐瞒,经由他人报告,扣1分/次	10		□无不良事件 □有 ＿＿＿＿＿
继续教育	①参加国家级、省级继续教育培训,一次3分 ②参加市级继续教育培训,一次2分	3		□未参加 □参加 国家级＿＿次 　　　省级＿＿次 院级＿＿次
护理科研	①撰写护理论文,每篇给予2分;护理论文发表于核心期刊、国家级期刊,一篇给予2分;发表于省级期刊,一篇给予1分;参加省级以上会议交流,给予1分;参加市级会议交流,给予0.5分	6		□无 □撰写＿＿篇 □发表＿＿篇 □省级以上交流＿＿篇 □市级交流＿＿篇
	②申报护理科研项目,0.5分;参与护理科研项目,1分;主持护理科研项目,2分/项	4		□无　□申报＿＿项 □参与＿＿项

续表

项目	考核标准	标准分	实得分	备注
专项活动	参加专项活动，荣获市级以上奖励，一等奖 2 分，二等奖 1.5 分，三等奖 1 分，先进、优秀等 1.5 分，其他奖项 1 分；荣获院级奖励，一等奖 1.5 分，二等奖 1 分，三等奖 0.5 分，先进、优秀等 1 分，其他奖项 0.5 分	5		□无 □有 □市级以上奖励 □院级奖励 _____
综合素质	从"仪表仪态、语言规范、责任心、岗位职责、护患关系、服务态度、服从分配、团结协作"等方面对护理人员进行综合评价	10		护士长评价：____分

备注：各项目单项值加分或减分累计不超过该项"标准分"分值

二、肿瘤内科护理业务学习计划

具体内容见表 6-2-6。

表 6-2-6 肿瘤内科护理业务学习计划

月份	学习内容	主讲人	岗位层级
一月	肿瘤患者血管评估		
二月	化疗药物外渗的护理		
三月	放疗后病人口腔炎的护理		
四月	血管介入围手术期的护理		
五月	医院感染培训		
六月	消化道大出血的急救及护理		
七月	疼痛病人的评估		
八月	放疗病人的护理		

续表

月份	学习内容	主讲人	岗位层级
九月	肿瘤血管介入治疗后的护理		
十月	卧床病人的护理		
十一月	护患沟通的技巧		
十二月	危重病人的评估		

三、肿瘤内科护理查房计划

具体内容见表6-2-7。

表6-2-7 肿瘤内科护理查房计划

月份	查房内容	主讲人	岗位层级
一月	肿瘤患者血管评估		
二月	急性白血病的护理		
三月	肿瘤患者疼痛评估		
四月	肺癌患者健康宣教		
五月	肿瘤患者放疗护理		
六月	血小板危象护理		
七月	再生障碍性贫血护理		
八月	血管介入治疗护理		
九月	淋巴瘤患者的护理		
十月	肝癌患者的护理		
十一月	骨髓增生异常综合征的护理		
十二月	直肠癌患者的护理		

第三节 肿瘤护士专科培训方案

目前,肿瘤已成为我国第二大死亡原因。随着肿瘤学科的发展,对肿瘤护理人员数量的需求在不断增大,对护理质量要求也不断增高。因此,开展肿瘤专业护士培训工作非常必要,以使护士尽快适应工作环境,掌握工作内容,为肿瘤病人提供高质量的护理服务。

一、专科培训

1. 培训对象　全科护理人员。
2. 培训时间和目标　通过一年的培训,使护士掌握肿瘤专业基础知识、基本技能及常用的急救技术,具备肿瘤专科护理要求,为病人提供高质量的护理服务。
3. 培训方法
(1)科室选派高年资护士脱产参加省内肿瘤护士专科培训。
(2)制订科室肿瘤专科理论和操作技能培训方案,不断促进低年资护士自我专科知识和技能的完善,同时,高年资护士有针对性地对各个低年资护士进行指导。
(3)通过科室小讲课、业务学习、业务查房以及操作培训等方式进行培训。
4. 培训内容
(1)肿瘤专业基础知识:常见肿瘤部位的解剖、生理,常见肿瘤疾病(包括头颈部肿瘤、胸部肿瘤、腹部肿瘤、泌尿生殖系统肿瘤、血液淋巴系统肿瘤、骨肿瘤、软组织肿瘤、中枢神经系统肿瘤、乳腺癌)的病因、各项辅助检查的指征、各种治疗的方法、原理及常见肿瘤疾病的护理;肿瘤内外科治疗病人的护理,介入治疗病人的护理;放射治疗病人的护理、肿瘤病人的营养、心理护理,肿瘤病人的康复和健康教育指导,癌症病人临终关怀,肿瘤科常用化疗抗癌药物、辅助用药的作用、用法及不良反应。

(2)专科技能操作培训:掌握浅静脉安全留置针、经外周中心静脉置管术、化疗药物外渗时的处理。掌握在锁骨下静脉穿刺置管术,股静脉、股动脉穿刺术,腰椎、骨髓、胸腔、腹腔穿刺术,动脉插管药物注入法中与医生的配合,以及术后的病情观察和护理。

(3)专科急救知识的培训:掌握肿瘤科危重护理常规和急救技能;掌握徒手心肺复苏、简易呼吸器和心电监护仪的使用。

(4)工作程序:熟悉肿瘤科各班的工作职责、工作流程、科室的各项规章制度。掌握肿瘤护士职业防护知识。

(5)自身素质:加强责任心和职业道德教育,强化法律意识,提高自身人文修养。掌握沟通技巧,能有效地与处于不同心理阶段的肿瘤病人及家属进行沟通交流。掌握护患纠纷发生的原因及防范对策。

二、肿瘤专业护士培训

(一)培养对象

具备 2 年以上临床护理工作经验的注册护士。

(二)培训目标

1. 掌握肿瘤临床治疗方法、原则。

2. 掌握肿瘤化学治疗患者的护理。

3. 掌握肿瘤患者化学治疗静脉的管理。

4. 掌握肿瘤放射治疗患者的护理。

5. 掌握肿瘤患者常见症状的护理。

6. 掌握肿瘤患者的康复护理。

7. 掌握肿瘤患者的姑息护理。

8. 掌握肿瘤患者的心理需求及护理要点。

9. 掌握肿瘤患者的营养支持。

10. 掌握肿瘤护士的沟通技巧及职业压力调适。

11. 掌握医务人员职业安全防护的原则。

(三) 培训时间

培训时间为 2 个月,可采取全脱产或半脱产学习方式。其中 1 个月时间进行理论、业务知识的集中学习,1 个月时间在具有示教能力和带教条件的肿瘤专科医院或者三级综合医院肿瘤科进行临床实践技能学习。

1. 理论学习(参考学时:不少于 160 学时) 主要内容包括:肿瘤护理概论,肿瘤临床治疗的方法、原则,肿瘤化学治疗概述,肿瘤化学治疗的毒副反应及护理,化学治疗静脉的管理,放射治疗概述,放射治疗的毒副反应及护理,肿瘤患者常见症状的护理,肿瘤患者的康复护理,肿瘤患者的营养支持,肿瘤患者的姑息护理,肿瘤患者心理护理及社会支持,护士的沟通技能及职业压力调适,肿瘤治疗中的职业安全防护;等等。

2. 临床实践学习(参考学时:不少于 160 学时) 在具有示教能力、带教条件的肿瘤专科医院或者三级医院进行 1 个月的临床实践技能学习。

(四) 培训内容

1. 肿瘤护理概论

(1) 肿瘤专科护理的特点及发展。

(2) 肿瘤的预防与控制。

(3) 肿瘤的分类及分期。

(4) 肿瘤的流行病学。

2. 肿瘤的临床治疗方法、原则及护理

(1) 肿瘤综合治疗的原则。

(2) 肿瘤外科治疗及护理。

(3) 肿瘤化学治疗及护理。

(4) 肿瘤放射治疗及护理。

(5) 肿瘤介入治疗及护理。
(6) 造血干细胞移植术及护理。
3. 化学治疗静脉的管理
(1) 化学治疗静脉的评估和合理选择。
(2) 化学治疗药物的正确使用方法。
(3) 化学治疗药物外渗的正确处理。
(4) 外周中心静脉导管在肿瘤化学治疗中的应用及护理。
4. 肿瘤患者常见症状的护理
(1) 恶心呕吐的护理。
(2) 便秘、腹泻的护理。
(3) 口腔合并症的护理。
(4) 疼痛的护理。
(5) 疲劳的护理。
(6) 发热的护理。
(7) 凝血功能障碍的护理。
(8) 恶性积液的护理。
(9) 上腔静脉症候群的护理。
5. 肿瘤患者的康复护理
(1) 头颈部肿瘤患者的康复。
(2) 乳腺癌患者的康复。
(3) 肺癌患者的康复。
(4) 造口术患者的康复。
6. 肿瘤患者的营养支持
(1) 肿瘤患者的营养评估。
(2) 体重下降和恶病质。
(3) 肿瘤患者的营养支持。
7. 肿瘤患者的姑息护理
(1) 姑息护理的概念。

（2）终末期肿瘤患者的常见症状及护理。

（3）终末期肿瘤患者的伦理问题。

8. 肿瘤患者心理护理及社会支持

（1）肿瘤患者的心理反应特点。

（2）肿瘤患者的心理护理。

（3）肿瘤患者的社会支持。

（4）肿瘤患者的人文关怀。

9. 护士的沟通技巧及职业压力调适

（1）沟通技巧的应用。

（2）肿瘤护士职业压力调适。

10. 肿瘤治疗中的职业安全防护

（1）化学治疗药物的职业危害。

（2）职业接触抗肿瘤药物的规范化操作程序。

（3）放射治疗的职业危害。

（4）肿瘤治疗的安全环境及职业防护。

（五）考核要点

1. 肿瘤临床治疗原则及方法。

2. 肿瘤患者放、化疗毒副反应及护理。

3. 肿瘤患者的常见症状护理。

4. 肿瘤患者化学治疗静脉的管理。

5. 肿瘤患者的营养治疗、康复护理。

6. 肿瘤患者的姑息护理及心理社会支持。

7. 肿瘤治疗中的职业安全防护。

第四节　肿瘤内科护士接触化疗药物的自我防护培训

1. 抗肿瘤药物的配制工作由医院配液中心专门训练的人员

进行。

2. 操作前：

（1）戴一次性口罩，防止由呼吸道吸入。

（2）戴一次性帽子，戴乳胶手套，减少皮肤接触，有条件的戴目镜。

3. 戴手套前及脱离手套之后应认真洗手。

4. 操作时：

（1）应确保空针及输液管接头处衔接紧密，以免药液外漏。

（2）进行中心静脉置管；外周静脉选用安全留置针。

（3）更换输液瓶时，用一片无菌棉片放在输液器针头周围，以免药液外流污染。

（4）戴一次性橡胶手套。

5. 操作后：

（1）药液输完后拔针时应戴一次性橡胶手套。

（2）接触化疗药物的用具、污物应放入专用袋内集中封闭处理，化疗废弃物应放在带盖的容器中，并注明标记。

（3）护士处理化疗病人的尿液、粪便、呕吐物或分泌物时必须戴手套。

6. 工作人员尽量减少对化疗药不必要的接触。

7. 尽量减少化疗药对环境的污染。

8. 化疗药液污染的防护处理：

（1）化疗药液外溅至桌面应立即标明污染的范围，避免他人接触，药液溢到桌面或地面上，应用纱布吸附药液，再用肥皂水擦洗。

（2）纱布吸附外溅化疗药物，污染纱布置于专用袋密封处理。

（3）化疗药液不慎溅到皮肤或眼睛时，应立即用大量生理盐水或肥皂水反复彻底冲洗。

（4）溢出区域用清洁剂和清水擦洗污染面 3 次，再用 75% 酒精擦拭。

9. 污染物及废弃物的防护：化疗药物不可随意长时间暴露于空气中，必须将化疗药物处理中心化，以便将污染缩到最小化。

（1）细胞毒性废弃物，应当用坚固、防漏、带盖的容器收集起来，并在上面注明"细胞毒性废弃物"。

（2）化疗废弃物应放入污物桶（脚踏式不锈钢）内加盖封闭，医务人员用过的防护衣须经高温处理。接触化疗药物的用具，污物及一次性注射器、废药瓶等用后一律放置在防渗漏专用红色双层袋中封闭处理，并注明标记。

（3）一次性锐器物品如针头、头皮针等，用后装入锐器盒里封闭，再装入专用红色袋中与其他化疗废弃物一起集中转运，高温焚烧处理。

10. 接触化疗药物的护士建立健康档案，并定期体检。

第五节　肿瘤内科业务学习与小讲课

一、肿瘤内科业务学习

1. 根据专科特点每周组织护理业务学习。
2. 护士每人每月参加业务学习培训大于 8 学时，每年大于 100 学时。
3. 护理业务学习应针对本专业相关知识，达到提高专科护理业务技术水平的目的。
4. 护士长应安排护士参加院内、外组织的业务学习。

二、肿瘤内科小讲课制度

1. 各科室每周组织 1~2 次小讲课，由护师及以上职称或大专以上学历护理人员承担讲课任务。

2. 小讲课内容为专科的护理常规、最新成果及护理新进展（表6-5-1）。

3. 各护理单元应在每年年底前安排好下一年度的小讲课，包括授课内容、授课教师、学时数、授课对象；护士长督促授课老师做好讲课准备。

4. 每次小讲课护士均应参加，有记录，有参加者签名。

5. 讲课结束，参加者应对讲课进行点评，以促进授课者讲课水平的不断提高。

6. 科室对每次授课的讲稿应留底存放备档。

表6-5-1 肿瘤内科科室小讲课

月份	讲课内容	
一月 周围静脉输液并发症预防及护理	发热	急性肺水肿
	静脉炎	空气栓塞
二月 口腔护理并发症预防及护理	窒息	吸入性肺炎
	口腔黏膜损伤	口腔及牙龈出血
三月 肌内注射并发症预防及护理	疼痛	神经性损伤
	局部或全身损伤	药物外渗性损伤
四月 静脉注射并发症预防及护理	静脉穿刺失败	血肿
	静脉炎	过敏性反应

续表

月份	讲课内容	
五月 氧气吸入并发症预防及护理	无效吸氧	氧中毒
	肺不张	气道黏膜干燥
六月 吸痰并发症预防及护理	低氧血症	呼吸道黏膜损伤
	感染	心律失常
七月 导尿术并发症预防及护理	尿道黏膜损伤	尿路感染
	尿道出血	虚脱
八月 鼻饲并发症预防及护理	腹泻	胃食管反流误吸
	便秘	胃出血
九月 皮下注射并发症预防及护理	出血	硬结形成
	低血糖反应	针头弯曲或针体折断
十月 静脉输血并发症预防及护理	非溶血性发热反应	过敏反应
	溶血反应	出血倾向
十一月 皮内注射并发症预防及护理	疼痛	局部组织反应
	注射失败	虚脱
十二月 留置尿管并发症及护理	尿路感染	尿潴留
	导尿管拔出困难	尿道狭窄

第六节 肿瘤内科新护士培训计划

一、培养目标

内容见表6-6-1。

表6-6-1 肿瘤内科新护士培养目标

学历	本科护士	大专护士	中专护士
培养目标	1. 具有良好的职业素质。 2. 掌握基础护理理论及基本护理技能。 3. 掌握医院感染管理知识。 4. 掌握与病人沟通的技巧。 5. 了解专科疾病护理常规。 6. 参加各种、各类护理学术活动。 7. 达标要求： （1）病人满意率≥95%； （2）参加护理部理论考核，考核成绩≥80分； （3）参加护理技术操作考核，考核成绩≥85分。	1. 具有良好的职业素质。 2. 熟悉基础护理理论及基本护理技能。 3. 掌握医院感染管理知识。 4. 掌握与病人沟通的技巧。 5. 了解专科疾病护理常规。 6. 参加各种、各类护理学术活动。 7. 达标要求： （1）病人满意率≥95%； （2）参加护理部理论考核，考核成绩≥80分； （3）参加护理技术操作考核，考核成绩≥80分。	1. 具有良好的职业素质。 2. 具有生活护理和简单的基础护理知识和技能。 3. 掌握一般消毒隔离知识和技能。 4. 能与病人进行常规治疗的沟通交流。 5. 参加继续护理学教育。 6. 达标要求： （1）病人满意率≥90%； （2）参加护理部理论考核，考核成绩≥80分； （3）参加护理技术操作考核，考核成绩≥80分。

二、培训安排

内容见表6-6-2。

表6-6-2 肿瘤内科新护士培训内容

时间	理论培训内容	护理技术操作培训内容
一月	岗前培训： (1)入科介绍、科室布局、人员配置、病人特点、收治病种、排班方式、带教老师； (2)垃圾的分类与处置； (3)无菌观念。	操作培训： (1)铺床法：暂空床、备用床、麻醉床； (2)卧床病人更换床单； (3)晨间扫床； (4)生命体征监测。
二月	规章制度培训： (1)各班工作职责、程序及各班质量标准； (2)查对制度、分级护理制度、值班交接班制度等护理规章制度学习； (3)《护士条例》的学习。	操作培训： (1)氧气吸入； (2)体温单的绘制； (3)输液泵的使用。
三月	院感知识和护理相关法规培训： (1)消毒隔离制度； (2)《侵权责任法》培训； (3)护理文件书写规范。	操作培训： (1)心电监护仪的使用； (2)无菌层流床的使用； (3)应急灯的使用。
四月	专科护理常规的培训： (1)白血病的护理常规； (2)再生障碍性贫血的护理常规； (3)淋巴瘤的护理常规。	操作培训： (1)静脉输液； (2)浅静脉留置针。

续表

时间	理论培训内容	护理技术操作培训内容
五月	专科护理常规的培训： (1) 口腔溃疡的护理常规； (2) 化疗的护理常规。	操作培训： (1) 肌肉注射； (2) 口腔护理； (3) 会阴冲洗。
六月	护理文件书写的培训： (1) 介绍专科病人的护理要点、健康教育、出院指导； (2) 护理安全标识的使用。	操作培训： (1) 膀胱冲洗； (2) 徒手心肺复苏。
七月	专科理论讲座： (1) 出血性疾病的护理； (2) 白血病的护理。	操作培训： (1) 静脉输血； (2) 浅静脉留置针。
八月	专科理论讲座： (1) 出血性疾病的护理观察要点； (2) 血液科相关临床实验室指标。	操作培训： (1) 深静脉穿刺的术中配合； (2) 骨髓穿刺术的术中配合。
九月	血液科专科应急预案的介绍： (1) 输血反应的应急预案； (2) 化疗药物外渗的应急预案； (3) 自杀倾向的应急预案。	操作培训： (1) 专科突发事件应急措施的处理（输液输血反应、突发病情变化）； (2) 简易呼吸器的使用。
十月	专科理论知识介绍： (1) 血液科常用药物介绍； (2) 专高危标志的使用。	操作培训： (1) 血糖检测； (2) 压疮的预防。
十一月	护理技术介绍： (1) 青霉素、头孢等抗菌素皮试的配制方法； (2) 各种标本的采集方法。	操作培训： (1) 血氧饱和度监测； (2) 皮内注射； (3) 皮下注射。

续表

时间	理论培训内容	护理技术操作培训内容
十二月	护理安全管理知识介绍： (1)CHA十项安全目标； (2)化疗的护理。	操作培训： (1)口服给药； (2)真空负压静脉采血； (3)物理降温(酒精擦浴)。

第七章
肿瘤内科优质护理服务

第一节 肿瘤内科优质护理承诺书

为落实卫生部2010年"优质护理服务示范工程"创建优质服务病房的号召,我们决心坚持以病人为中心,牢记基础护理是根基,护理安全是关键,专科护理是价值,优质护理是内涵的理念,进一步规范临床护理工作,落实基础护理,提高护理质量,保障医疗安全,努力为人民群众提供安全、优质、满意的护理服务。

感谢您对我们医疗护理技术的信任,感谢您选择在这里就医。我科全体护士郑重承诺:

1. 我们将为您提供亲切温馨的服务,让您感受到亲如家人的温暖。

2. 我们严格执行各项规章制度,为您提供安全、放心的护理服务。

3. 我们在做好基础护理的同时,将对您的日常生活给予细心的照顾或指导,帮助您早日康复。

4. 我们根据您的病情,进行认真观察,为您提供相应的治疗与护理。

5. 我们尊重您的生命价值、人格尊严和个人隐私。

6. 在您病情危重时,我们将启动应急预案,确保您得到及时的救治与护理。

> 7. 我们将与您保持良好的沟通，主动做好告知工作。了解您需求，为您提供主动服务。
> 8. 我们为您提供疾病、治疗、饮食、心理、功能锻炼等健康教育，让您和您的家人放心，尽快帮助您早日恢复健康。
>
> 我们将接受您的监督，如果您对我们的服务有更好的建议，我们会敞开心扉，倾听您的声音，让我们的护理工作更上一层楼吧。我们的电话是××××××××。
>
> 肿瘤科全体护士

第二节 肿瘤内科分级护理标准和服务内涵

一、特级护理

（一）分级护理依据

病情危重，随时可能发生病情变化需要进行抢救的患者；重症监护患者；需要严密监护病情生命体征的患者；各种肿瘤突发呼吸衰竭、肺栓塞、心脏骤停、脑瘤及脑瘤转移突发意识障碍等患者。如：血小板危象有出血倾向的患者；极度衰竭的患者。

（二）护理服务项目

1. 严密观察患者病情变化，监测生命体征。
2. 根据医嘱，正确实施治疗、给药措施。
3. 根据医嘱，准确测量出入量；正确采集标本。
4. 根据病情，正确实施基础护理、专科护理，预防护理并发症，如：气道护理及管路护理等，实施安全措施，如：保护性隔离。
5. 做好各种管路的观察与护理，保持导管通畅，观察引流液，按医嘱要求做好标本留置与送检。

6. 严格进行床旁交接班。

7. 实施健康教育、心理护理。

8. 根据病情满足基本需求,保持清洁舒适。

(1)整理床单元、面部清洁、口腔护理、留置尿管护理(2次/天)。

(2)协助患者翻身和有效咳痰(2次/天)。

(3)梳头、会阴冲洗、足部清洁(1次/天)。

(4)床上温水擦浴(1次/2~3天)。

(5)床上洗头(1次/周)。

(6)对非进食患者,协助进食进水。

(7)必要时,协助床上移动。

(8)需要时帮助使用便器,大小便失禁护理。

(9)需要时协助更衣、指/趾甲护理。

(10)做好压疮预防及护理。

二、一级护理

(一)分级护理依据

病情趋向稳定的肿瘤晚期重症患者;生活完全不能自理且病情不稳定的患者;肿瘤并发急性消化道大出血、肝衰竭、肝性脑病、急性肾功能衰竭、深静脉血栓、脊髓损伤等需要严格卧床的患者;化疗、放疗引起Ⅳ度骨髓抑制、病情随时可能发生变化的患者。

(二)护理服务项目

1. 每小时巡视患者,观察患者病情变化。

2. 根据患者病情,测量生命体征。

3. 根据医嘱,正确实施治疗、给药措施,并观察患者的反应,准确测量出入量。

4. 根据病情,正确实施基础护理、专科护理,预防护理并发症。

5. 做好各种管路的观察与护理,保持导管通畅,观察引流液,按医嘱要求做好标本留置与送检。

6. 实施安全措施,防止意外事件发生。

7. 严格进行床旁交接班。

8. 实施健康教育、心理护理。

9. 根据病情满足基本需求,保持患者清洁舒适、功能体位。

(1)生活不能自理的患者:参照"特级护理患者的护理要求"执行。

(2)生活部分自理的患者:

①协助面部清洁、留置尿管护理(2次/天)。

②协助患者翻身和有效咳痰(1次/2小时)。

③整理床单元、协助梳头、会阴冲洗、足部清洁(1次/天)。

④协助温水擦浴(1次/2~3天)。

⑤对非进食患者,协助进食进水。

⑥必要时,协助床上移动。

⑦需要时帮助使用便器,大小便失禁护理。

⑧需要时协助床上洗头及更衣、指/趾甲护理。

⑨做好压疮预防及护理。

三、二级护理

(一)分级护理依据

病情稳定,仍需卧床的癌症患者;化疗、放疗期间伴不良反应的患者;生活部分自理的患者。

(二)护理服务项目

1. 每2小时巡视患者,观察患者病情变化。

2. 根据患者病情,测量生命体征。

3. 根据医嘱,正确实施治疗、给药措施。

4. 根据专科特点,按照护理常规,做好专科护理。

5. 提供疾病相关的健康指导和康复训练。

6. 正确实施安全措施,防止意外事件发生。

7. 提供生活照护。

(1)生活部分自理的患者,参照"生活部分自理的一级护理要求"执行。

(2)生活完全自理的患者:

①整理床单元(1次/天)。

②维护患者卫生、仪表及仪容。

③满足患者营养需求。

④保持患者体位舒适。

⑤协助采集、留取各种标本。

四、三级护理

(一)分级护理依据

生活完全自理且病情稳定的患者;生活完全自理且处于康复期的患者。

(二)护理服务项目

1. 每3小时巡视患者,观察患者病情变化。

2. 根据患者病情,测量生命体征。

3. 根据专科特点,按护理常规做好专科护理。

4. 提供疾病相关的健康指导和康复训练。

5. 提供生活照护,参照"生活完全自理的二级护理要求"执行。

第三节 肿瘤内科优质护理服务实施计划

为认真贯彻实施国家卫计委《进一步改善医疗服务行动计

划》，主动适应新形势下医疗服务需求变化，进一步改善医疗服务，提高社会满意度，为切实抓好患者的健康保健知识的宣传、教育、增强患者保健能力，提高患者的健康素质。结合肿瘤内科实际，制定本工作方案。

一、指导思想

弘扬"不畏艰苦，甘于奉献，救死扶伤，大爱无疆"的行业精神，坚持以病人为中心，以问题为导向，以提高全民健康素养和自我保健意识为根本，以引导全民养成科学、健康、文明的生活方式为目的，围绕"进一步改善医疗服务行动"这一中心，大力开展健康教育及健康促进工作，努力提高健康教育普及率和健康行为形成率，为建设和谐医院做出应有的贡献。

二、活动意义

1. 体现并推进优质护理服务活动，提高社会满意度。

2. 贯彻执行国家相关卫生政策，增强人们防病治病的健康意识，提高全民健康水平。落实护士的社会职责：护士的工作场所不限于医院，更应走出医院，走进社区及家庭。

3. 探索一种新的护理服务岗位和模式。

三、工作目标

从2015~2017年，利用三年时间，努力做到让患者便携就医，安全就医，有效就医，明白就医，医疗服务水平明显提升，看病就医感受明显改善，社会满意度明显提高，努力构建和谐医患关系。

四、具体工作计划

（一）第一年

2015年，是科室学科建设的第一年，我科护理工作将从健康教育工作入手,培养出一支具有专科特色的健康教育队伍,让患者受益,让优质护理服务工作落到实处。让病人在入院到出院不同阶段都得到心理护理,饮食及用药及特殊治疗指导。建立肿瘤科单病种健康教育程序表,患者入院后,护士运用护理程序的方法,从患者入院后,评估患者身体、心理、营养情况,根据文化程度及经济状况作出相应的健康指导。教育包括评估教育需求、确定教育目标、制定教育计划、实施教育计划和评价教育效果5个步骤。

1. 自行设计登记表　健康教育护士针对肿瘤患者病程长、需反复多次化疗,化疗开始至化疗后2周都有不同程度的毒副反应、放疗及放疗副作用的观察等特点,将住院患者的健康教育内容、实施、评价制成健康教育登记表,作好相关记录,并在实施的过程中尽量完善。

2. 整编健康教育处方　肿瘤科护理骨干与医生按照肿瘤常见病种,以《肿瘤护理学》《整体护理与健康教育》《饮食与癌症》《肿瘤心理学》为蓝本,整理编写出多种"健康教育处方",内容包括:疾病相关知识、治疗方法、化疗药物知识、放疗知识、饮食知识、活动、康复知识。以文档形式存放于计算机上,供健康教育护士选用、打印、发放给患者,供其阅读、参考。健康教育护士完善各种健康教育登记表;整理、记录相关资料,查阅文献,总结经验,开展科研工作。

(二)第二年

2016年,我科已着手进行专科护士培训。目前,肿瘤已成为我国第二大死亡原因。随着肿瘤学科的发展,对肿瘤护理人员的需求不断增大,对护理质量要求也不断增高。因此,开展肿瘤专业护士培训工作非常必要,以使护士尽快适应工作环境,掌握工作内容,为肿瘤病人提供高质量的护理服务。我科制订的专科培训方案见第六章第三节。

(三)第三年

2017年,根据两年的培训情况并且加入有效的沟通培训进行整合,不断强化深入开展优质护理服务的内涵,将健康教育工作和优质护理服务工作逐步向肿瘤的亚专业(肿瘤内科、血液系统疾病、肿瘤微创、放疗)方向发展。具体计划如下:

1. 为科室当日出院病人做出院指导:讲解出院后的相关知识及注意事项,并发放出院资料,征求病人意见并请其填写意见薄。为科室行放化疗的病人讲解相关知识及注意事项,必要时发放相关资料。为进行特殊操作及特殊检查的病人讲解注意事项、检查地点及检查时间。

2. 为科室情绪低落、有安全隐患的病人做心理疏导,做好记录。完成出院病人随访工作,并作好记录。

3. 护士的沟通技巧及职业压力调适。重视人文环境建设,对护士实施"人文关怀",使护士能够获得与其从事的护理工作相适应的卫生防护与医疗保健服务。

4. 根据责任制整体护理要求,健全并定期更新护理管理制度、护理常规、服务规范和标准,并有效落实。按照科学管理、按需设岗、保障患者安全和临床护理质量的原则,合理设置护理岗位,明确岗位职责和任职条件。对护理人力资源实行弹性调配,动态管理。

5. 实施"以患者为中心"的责任制整体护理,护士分管患者,在正确评估患者的前提下,知晓并掌握患者的病情变化及护理重点,为患者提供专业、规范的护理服务。注重护理专业内涵建设,加强团队合作和患者沟通,促进患者尽早康复。

6. 有危重患者护理常规及技术规范、工作流程及应急预案,对危重患者有风险评估和安全防范措施 护士具备护理危重患者的相关知识与操作技能。有围手术期的护理常规及技术规范、工作流程及应急预案,并有效执行。

7. 病房管理有序,不依赖患者家属或家属自聘护工护理患者。患者对护理服务满意,医师对护士工作配合满意。

第四节 肿瘤内科责任制整体护理工作方案

随着"优质护理服务示范工程的推广和深化",要求护士为病人提供连续的、全程的、优质的护理服务,更需要护理管理围绕"以病人为中心"的整体护理,为患者提供适宜的护理模式,实施"以病人为中心"的整体护理,为患者提供适宜的护理服务,为确保我院的"优质护理服务"质量不断提高,使整体护理持续深入开展,特制定本工作方案。

一、工作目标

巩固成果,减负增效,强化内涵,促进整体护理持续健康发展。

二、工作任务

以提高护理质量、提高病人满意度为目标,落实护理人力的合理安排、护士分层管理、护理行为规范,落实病情变化和病人心理状态的观察,落实手术前后、特殊检查、治疗、用药前后、病人出入院时的健康教育咨询和指导。护理部对落实情况进行定期检查,评价、分析,对存在的问题及时反馈,并提出整改措施,确保整体护理持续健康发展,使之变为护理工作的一种长效机制。

三、工作措施

1. 进一步转变观念,明确开展整体护理的必要性 优质护理服务示范工程是医疗体制改革的重要举措之一,而实行责任制整体护理是保障这项举措落实的基础。整体护理模式是"以疾病为中心"向"以病人为中心"转变的过程,护理观念转变是一个全员参与且较为漫长的过程,因此进一步转变护理人员思想观念是实施整体护理的关键。必须做到:一是坚持一切以病人为中心;二是树立病人是一个整体的观念;三是树立全程观念;四是增强护理程序意识;五是增强环节意识。

(1)组织管理落实:为了保证整体护理工作顺利开展,在原来整体护理小组的基础上,增加小组成员,实行责任组长,明确工作职责。制定医院整体护理实施方案,完善责任制护理管理制度,指导和督促科室的工作,协调解决在整体护理工作中存在的问题。

(2)加强培训,普及知识:为了更好地开展整体护理,护理部采取讲课与辅导以及临床实践相结合的方法,对全院护理人员进行培训,学习整体护理的相关理论,使护理人员树立"以病人为中心"的整体护理思想。

(3)行政、后勤支持系统的保障:加强与医院各科室的工作协调,加强与临床医生的协调配合,进一步取得后勤、器械、物供等部门的支持,及时供给病区各种物品,维修及时到位,提供后勤保障支持,为病区护理提供方便,节约护理人员的工作时间,从而为病人提供更多的临床护理服务。

2. 合理人员配备与安排

(1)合理人员配备,是确保整体护理质量的基本要求。一是增加全院护理人员数,二是护理部经常深入临床一线,根据治疗、护理工作量,随时调配护士,同时要求各科室实行弹性排班,双休日、节假日应有较充足的护理人员,以保障有系统的护理程序为病人服务。

(2)实行病房护士分组管理,根据科室的实际情况将病房护士分成2~4个小组,由学历高的或有经验的高年资护士担任组长,责任护士姓名上墙,护士分层责任承包一定数目的病人,负责所分管病人的所有治疗、基础护理、专科护理、病情观察、出入院宣教和用药、手术前后指导、饮食指导、特殊检查指导工作,主动做好各种护理的同时与病人交谈,密切护患关系。

(3)实行扁平化排班方式,病人包干到护,建立流动式护理工作站,让护士有更多时间走进病房。护士上班后根据病人需求备齐治疗及护理用物,携带流动治疗车到病区,使护士常态下处于病人身边,缩小护理照顾半径,加强护士责任感。护士长排班时结合各组病人的特点,尽量固定每组护士所负责的病人,使病人"熟悉我的护士",也有利于护士掌握"我的病人"的病情。

3. 完善护理管理

(1)护理部在原有表格式书写的基础上继续完善、简化文件书写,进一步缩短责任护士花费在书写上的时间。让责任护士有更多的时间和自己的病人沟通,了解患者的心理状态,做好相应的心理护理,从而为所分管病人提供连续的、全程的护理服务。

(2)护理部、科室健全护理规章制度、疾病护理常规、疾病健康指导。对患者进行治疗饮食、特殊检查、特殊用药指导等,使各项护理工作更规范,进一步提高护理服务内涵,使病人获得更优质的护理服务。

4. 加强护理质量监控　加强质量控制与评价是提高整体护理质量的关键,质控的关键是设立标准,并注意护理效果的评价。以优质的护理质量标准为依据,建立护理质控组,护理部定期和不定期组织检查,检查时注意病人的实际效果,反映护理工作的有效性。通过询问病人,听取病人及家属的反馈意见,不断改善护理服务质量。

(1)病人对健康教育的知晓率:需要考评的不仅仅是护士是否做过健康指导,还要让病人知道自己在饮食、检查、治疗、手术前后的每一环节中注意哪些细节。

(2)检查责任护士对病人的病情治疗、护理的掌握度以及病人的治疗、护理落实情况。

(3)病人对护理服务的满意度反馈:护理部、护士长通过以下两个问题进行反馈:一是病人对护士的熟悉度,二是发放满意度调查表。将反馈调查表作为星级护士的评分依据。

5. 运用激励机制,提高护士素质 护理部制定绩效考核制度,护士长通过对工作量、工作质量、业务考核成绩、服务态度等对责任护士进行细化考核。使护士了解护士长对自己的考核内容,明确努力的方向,也通过以上考核看到自己每个月的辛勤付出,看到病人在反馈中对自己工作的满意度,更有利于激发护士的工作积极性,更好地为病人服务。

6. 实施护理层级管理 根据护理人员的不同岗位、工作年限、学历、职称、技术水平、经验能力等因素,设立高级责任护士(责任组长)、初级责任护士、辅助护士等不同层级护理岗位,根据不同的工作年限,履行不同的岗位职责和工作任务,满足不同病人、不同疾病及病情的需要,确保护理质量。

第五节 肿瘤内科护理健康教育

一、肿瘤内科护理健康教育制度

1. 设专人对健康教育工作进行全程管理。

2. 护理人员在提供护理技术服务时,根据患者的疾病和心理状况,提供适宜的健康保健知识,如入院介绍,术前、术后护理,服药,饮食,功能锻炼及注意事项,出院指导等。

3. 各科室及门诊应根据科室医疗特色、患者需要,制定健康教育宣传或宣传册,定期以各种形式向患者及家属进行健康指导。

4. 对住院患者开展健康教育,覆盖率应达100%。

5. 健康教育指导应具有个性化,教育内容应适宜不同文化层次的患者和家属,通俗易懂有效果。住院患者及陪护人员的健康教育知识和康复知识知晓率不低于80%。

6. 每月有小结,内容应包括入院人数、出院人数、健康教育覆盖率。

二、肿瘤放射治疗患者的健康教育

肿瘤放射治疗(简称放疗)是利用辐射能对生物组织作用后的临床效应来治疗恶性肿瘤的一种方法。临床上对术后复发或多种原因不能手术的患者,多采用放射治疗抑制肿瘤的发展。肿瘤放射治疗手段主要有常规放射治疗、立体定向适形放射治疗和适形调强放射治疗。

(一)放疗前健康指导

1. 心理指导　放疗是近年来开展的治疗肿瘤的新技术,多数患者及家属对放疗的原理、治疗过程及治疗效果不了解,加之放疗患者大多经历过手术或化疗,对放疗治疗往往会产生怀疑。放疗前应给予患者及家属详细的解释,特别是对治疗过程中可能出现的并发症及预防方法进行提前告知,但不应过于渲染合并症,防止产生不必要的顾虑及恐惧。

2. 饮食指导　告知患者进食高蛋白、高维生素、高糖类、低脂肪、易消化的饮食,以增强机体的抵抗力,同时嘱患者适当进食含胶原蛋白的食物如猪皮、猪蹄等,以预防放疗期间出现的白细胞减少。

3. 皮肤准备指导　嘱患者放疗前理发、剃胡须、剪指甲、洗澡、清洁皮肤,避免划伤皮肤。

(二)放疗后健康指导

1. 照射野皮肤保护指导　告知患者在治疗期间宜穿全棉、柔软、宽大、吸湿性内衣,避免摩擦皮肤,保持皮肤干燥清洁。照射野皮肤禁用肥皂擦拭,避免阳光直接照射和风吹,避免用过冷和过热的水、盐水清洗,以免刺激皮肤。皮肤干燥和瘙痒时,可外用冰片、滑石粉、痱子粉、皮炎平霜等。放疗后保护照射野皮肤至少1个月以上。

2. 病情观察指导　告知患者局部或全身可能出现的放疗反应,病情发展规律及可能出现的病情变化,指导患者养成填写"放疗病情记录"的习惯,告知患者填写的内容和方法,为下一步治疗提供必需的资料。

3. 并发症预防指导

(1) 全身反应:放疗治疗肿瘤时,在破坏肿瘤细胞的同时,对人体正常组织也有一定的损伤。告知患者照射1~2小时后可能出现全身反应,表现为乏力、恶心、呕吐等。如厌食,可不必强迫进食,给予帮助消化的药物以增进食欲。

(2) 骨髓抑制:大面积放疗时可出现骨髓抑制,导致白细胞减少。嘱家属加强患者饮食,增强体质,外出时注意增减衣物,预防感染。

(3) 皮肤反应:放疗后黏膜反应有轻、中、重3种。告知患者如出现红肿、唾液少、口干等,应注意口腔清洁,避免食用生、冷、硬、刺激性强的食物。重度反应可用抗生素,并定时漱口。嘱患者及家属注意观察皮肤变化,如有灼烧、刺痒感应告知医生及时处理。

4. 间歇期护理指导　告知患者肿瘤不会在放疗结束后立即缩小或消失,2~4个月方显疗效。患者在离开医院前需要做一次全面的身体检查,放疗间隙期应与医院建立联系,定期复查,以判断疗效。嘱患者进食高蛋白、高热量、易消化的饮食。适当进行日常活动,避免过于劳累。

三、肺癌患者的健康教育

1. 疾病知识　肺癌大多数起源于支气管黏膜上皮,也称支气管肺癌。发病年龄大多在40岁以上,男多于女。根据发生部位,肺癌分为中央型肺癌和周围型肺癌,根据组织学类型,分为鳞状细胞癌、小细胞癌(未分化小细胞癌)、腺癌、大细胞癌。早期可无任何症状,部分患者表现为刺激性干咳和痰中带血。癌肿阻塞大的支气管,可出现胸痛、胸闷、哮鸣、气促、发热等症状;晚期癌肿压迫喉返神经可出现声音嘶哑,还可出现吞咽困难、消瘦、乏力、呼吸困难等症状。

2. 饮食　加强营养,鼓励患者多饮水,进食清淡、易消化、高蛋白、高热量、高维生素的食物,多食新鲜蔬菜水果。严禁刺激性食物,戒烟戒酒。告知其家属注意食物的色、香、味,经常变换花样品种,以提高食欲。

3. 休息和活动　指导患者术后早期下床活动,并进行肩关节活动锻炼,如术侧手臂上举、爬墙及肩关节活动等,预防术侧肩关节强直及失用性萎缩。注意休息,保证睡眠。在身体状况允许的情况下多做一些力所能及的活动。

4. 用药指导　化疗时选择粗、直静脉进行穿刺,避开关节、疤痕、红肿等部位,不要连续使用同一静脉,必要时予以中心静脉置管。告知患者输液时,穿刺手臂不宜下垂,活动度不可过大,防止药物外渗,引起局部组织坏死。如输液过程中,穿刺点疼痛不适应,立即报告护士。

5. 出院指导

(1)向患者讲解吸烟的危害,嘱患者坚持戒烟。告知患者避免接触布满灰尘、烟雾及化学刺激物品的环境。保持口腔卫生,防止口腔疾患。

(2)指导患者继续进行术侧肩部关节及呼吸功能锻炼,促进术后功能恢复。活动应循序渐进,避免过度疲劳。

(3)告知患者养成良好的饮食习惯,进食高蛋白、高热量、易消化的饮食,以增加机体的抵抗力。

(4)保持室内空气新鲜,每日定时通风,尽量避免去人员密集的公共场所,以防感冒。

(5)嘱患者定期检查血常规、肝肾功能,如有不适及时就诊。

四、急性白血病的健康教育

1. 概述　白血病主要为造血组织中异常白细胞过度增生,进入血液并浸润全身各组织、器官,从而引起贫血、发热、出血和因白血病细胞浸润所致的肝、脾、淋巴结肿大,骨和关节疼痛等症状。

2. 临床表现

(1)早期症状:面色苍白,乏力,鼻出血或齿龈出血。

(2)发热:多数为不规则发热。

(3)贫血随着病情发展而加重。

(4)出血部位可遍及全身,表现为紫癜、淤斑、消化道出血和血尿,颅内出血是引起死亡的重要原因。

(5)肝、脾、淋巴结肿大。

3. 健康教育

(1)鼓励病人积极与疾病做斗争,克服悲观绝望情绪,树立信心,配合治疗。

(2)白血病患者免疫力低下,应注意保护隔离,保持病室空气清新,定期进行消毒。患者应少到公共场所,避免剧烈活动。病人在化疗期间或化疗后应减少或避免探视。按时服药,定时复查血常规。

(3)地面要清洁消毒,室内紫外线照射消毒,保持室内空气新鲜。

(4)每日用淡盐水、呋喃西林含漱液漱口,加强口腔清洁。提倡用软毛刷刷牙,以防止口腔感染。保持大小便通畅,注意肛门周围的清洁,大便后可用高锰酸钾溶液坐浴。学会观察感染的早期表现:如牙龈肿胀、咽喉肿、吞咽疼痛感、皮肤红肿、肛周脓肿的出现。

(5)饮食搭配要合理、卫生,供给营养均衡、易消化饮食。饮食不宜太热、太硬,以免引起出血。注意饮食的色、香、味,鼓励患者多进食。可摄入蛋白质及维生素含量高的食物,多吃新鲜水果,忌烟酒。

(6)生活起居要规律,慎避寒暑,劳逸结合,调情志,忌郁怒,保持心情舒畅,使机体处于良好的状态。另外,在工作中接触电离辐射及有毒化学物质(苯类及其衍生物)的工作人员,应加强防护措施,定期进行身体检查。禁止服用对骨髓细胞有损害的药物,如氯霉素等。

第六节 肿瘤内科血管评估

一、血管评估内容

(一)血管使用原则

1. 根据药物选择血管:发泡剂、刺激性强的化疗药物不宜选择手、足背小血管。

2. 长期化疗的病人,建立系统的静脉使用计划。

3. 保护大静脉:常规采血和非化疗时,保护大静脉。

4. 注射部位的选择:切忌选择靠近肌腱、韧带、关节等处的静脉注射。

(二)血管评估内容

1. 病人病史评估

(1)病人入院、医生化疗方案制定后,责任护士30分钟内完成病人的全身情况评估。

(2)评估所给化疗药物性质:

①合理使用药物。正确掌握化疗药物给药的方法、浓度和输入速度。

②联合用药时,先了解药物刺激性的大小,原则上应先注入非

发泡性药物,如均为发泡性药物,应先注入低浓度的。两种化疗药之间用等渗液(生理盐水或5%葡萄糖液)快速冲洗。在外周血管输注发泡性药物时可用三通装置,一路注入发泡性药物,一路快速注入等渗液,护士必须在床边密切监护直至药物安全输入体内。化疗药物浓度不宜过高。

(3)评估病人情况:

①评估是否有静脉化疗史,曾经用过的穿刺部位尽可能不重复,以防"放射回忆反应",即曾经放疗并发皮炎患者,在应用抗癌药物后(ADM、MMC、5-FU),原照射部位会再现类似放射性皮炎等重复现象的发生。ADM引起的损伤,在患者以往发生皮肤损伤处,再给药后可出现损伤和坏死。

②存在可能增加药物外渗的因素,避免在外周循环受阻的肢体上建立静脉通路。

(4)局部静脉状况评估及选择:

①对于长期化疗病人,需制定静脉使用计划。

②刺激性强的化疗药物避免在手背和关节处选择静脉,尽量不用足背静脉及下肢静脉建立静脉通路。

③发泡性抗癌药物输注应选择前臂静脉及粗、直、弹性好的静脉。

④对于需较长时间进行化疗的病人,建议留置经外周中心静脉导管 PICC。

2. 不可选择的穿刺部位

(1)手术区域侧肢体,如:乳房切除术、截肢等。

(2)肿瘤(新生物)侵犯的部位。

(3)肘窝或其他有潜在肌腱或神经损伤可能的部位。

(4)24 小时内有穿刺史的下肢静脉。

(5)炎症、硬化、瘢痕部位。

(6)有上腔静脉压迫综合征者,禁止应用上肢静脉输液。

3. 加强患者配合

(1) 评估中力求病人的配合和参与。要保持与患者有效的沟通,通过与患者和家属建立密切联系,争取患者的积极配合和参与。只有双方共同努力,掌握患者的病情变化情况和身体健康情况,才能确保治疗计划顺利完成。

(2) 化疗前对患者进行针对性的宣教,特别是初次用药时护理人员需对患者做好解释,消除其恐惧感。发泡性药物滴注时,减少患者活动,告知患者化疗时如有异常感觉,如局部疼痛、肿胀等,要及时报告护士。

(3) 静脉评估小组根据患者的治疗方案以及患者的血管情况进行输液工具的选择,并倡导患者或法定授权代表人有接受或者拒绝治疗的权利。如果患者的状况不允许接受这样的互动时,主管医师应该在患者的永久性的医疗文件中做记录。

4. 治疗方案评估　评估病人的输液目的、疗程长短、输液速度、所用药液的酸碱度。

5. 穿刺工具评估　2011 版 INS 指南中指出,护士应该根据治疗方案、治疗的时间、静脉导管留置时间、血管的完整性、患者的意愿以及护理装置的现有资源,选择适宜患者血管通路需要的导管类型。在满足治疗方案的前提下,选择管径最细、长度最小的导管,即创伤性最小的装置。

(1) 根据评估资料分析,对于输液量少、输液时间在 3 天以内者,无需使用静脉留置针,选择普通钢针输液。

(2) 对于输液量量大、短期的静脉输液药物治疗,药物 pH 值及渗透压接近生理条件,局部静脉血管较好时,血流速度较快,可在血管走行直且粗大,远离关节和静脉瓣的血管进行留置针。

(3) 对于药物刺激性强、输液时间长、血管条件差的危重患者,选择中心静脉导管(CVC、PICC),以保证输液、用药、抢救。

(4) 临床上使用的新药建议选择中心静脉导管(CVC、

PICC)。

(5)静脉化疗中不推荐使用钢针。

(6)不主张一条血管使用多次,尤其是输注毒性强的药物时,因为同一条血管长时间、多药物的刺激,导致静脉炎。应经常交替更换使用血管。

二、肿瘤内科血管评估小组工作流程

1. 肿瘤科化疗方案确定后,使用特殊药物、新药;血管条件差以及需要长期静脉治疗的患者,由住院医师或责任护士提出血管评估请求,制定血管使用计划。

2. 至少由两名血管评估小组成员(最好一位医生和一位护士)评估血管并确认使用血管通道方式,如不能确定,提交评估小组长确定(如:我科深静脉推荐经①颈内;②PICC)。

3. 执行之前签同意书:

①PICC 由护士长负责,并签字确定。

②行颈内、股静脉置管,授权住院医师及以上级别医师操作,并签字确定。

③浅静脉留置针及钢针穿刺由责任护士确定,并在护理记录单签字(每次失败要向副组长或组长汇报)。

4. 观察及管理:由责任护士观察、维护;高危疑难血管由护理组长亲自观察、维护,并在护理记录单签字确认。

5. 对血管条件差及血管通道出现并发症的患者,必须由血管评估小组讨论、分析并发症发生的原因,并提出处理方案,由医疗组长、护理组长负责谈话。对违反操作规程的医务人员,按照科室相关管理规定给予相应处罚;对受到病人、医护人员表扬的护士,按照科室相关管理规定给予相应奖励。

6. 血管评估小组定期进行组织检查、工作计划总结以及相关知识的培训和考核。

7. 血管评估小组决定采用外周血管进行化疗时，由护理组长负责实施。

三、肿瘤内科血管评估小组成员及工作职责

随着恶性肿瘤患者的增加以及化疗在肿瘤综合治疗中地位的提高，化疗药物的应用日益广泛，易导致血管脆性、通透性增加和血管痉挛、静脉炎、渗出、变色、坏死等情况，从而加重病人生理、心理痛苦，影响病人的治疗和康复。为保证病人安全，方便医生治疗方案的选择和应用，需为病人可持续治疗提供有效的静脉治疗途径，对化疗病人的静脉较早应用静脉评估，从而减少化疗病人静脉副反应的发生。为使临床工作有科学依据，使前期控制成为专业化管理的有效手段，肿瘤科应成立血管评估小组，组长：科主任；副组长：医疗组长、护士长；组员：责任护士。

（一）血管评估小组工作职责

1. 完成拟进行化疗患者化疗前的血管评估。
2. 根据血管评估情况，正确选择输液工具。
3. 解决静脉输液方面的疑难问题，必要时组织院内会诊。监督临床静脉输液工作是否规范。
4. 监督新产品、新技术的使用情况。
5. 建立外周及中心静脉的维护标准并组织实施。
6. 进行输液反应以及输液药品、输液工具不良反应的报告以及持续监管。
7. 收集信息，提出优化方案。每月召开评估小组总结会（在质量小组活动中）；制定培训计划；每季度举行一次血管评估小组活动）；制定培训计划，每季度举行一次血管评估小组活动。

（二）临床护理路径实施小组职责

为贯彻落实《中共中央国务院关于深化医药卫生体制改革的意见》《国务院关于印发医药卫生体制改革近期重点实施方案

(2009—2011年)》和《国务院办公厅关于印发医药卫生体制五项重点改革2009年工作安排的通知》等文件精神,保障临床路径管理试点工作顺利实施,结合我国医疗机构临床路径管理开展实际情况,制定本方案。

肿瘤科临床护理路径实施小组成员：

组长：护士长。

路径专管员：责任护士。

1. 按照临床护理路径管理委员会的要求,制定临床护理路径文本资料。肿瘤科现进入临床路径的病种,每月将进入路径病例进行管理质控,填表,分析存在的问题,及时进行改进,完善临床路径表单。

2. 负责科室护理临床路径：负责临床护理路径相关资料的收集、记录和整理。

3. 组织科室相关护理人员进行培训。

（三）专管员的职责

1. 坚持"以患者为中心"的服务理念,充分认识临床护理路径的重要性,为患者提供安全、有效、方便、满意的护理服务。

2. 积极配合科室开展新的护理临床路径,根据科室开展的病种,认真填写临床护理路径表。

3. 严密观察病情的变化,按要求每日填写工作内容,字迹清晰。

4. 及时与专管医生联系。出现异常情况,及时沟通。

5. 积极配合科室开展新的护理临床路径。

附录1
肿瘤内科病区环境管理质量评价标准

□病区自查 □片区检查 □护理部检查				检查日期：		
受检部门及检查结果						
检查项目	检查标准		分值			说明及异常处理措施
结构 (4分)	病区分区明确，布局流程科学合理		1			
	病区基础设施配备齐全		1			
	配备应急呼叫系统		1			
	有适宜危重患者使用的可移动病床		1			
过程 (41分)	病区环境清洁、舒适		1			
	就诊及住院环境安全		3			
	便于患者活动的防滑扶手装置性能良好		3			
	有禁止吸烟的醒目标识		1			
	消防通道畅通		1			
	病房	整洁、安静，适合患者休养	1			
		卫生洗漱设施性能良好	1			
		多人病房各病床之间有隔帘	1			
		每季度清洗隔帘及窗帘一次	1			

续表

检查项目		检查标准	分值				说明及异常处理措施
过程(41分)	治疗室	治疗室专人负责每日清洁	1				
		物品定位放置	1				
		标识醒目,张贴规范	1				
		标识与物品相符	1				
		物品每日清理无过期	5				
		用后物品处理规范	1				
	护士站	护士站专人负责每日清理	1				
		护士站整洁有序	1				
		电脑清洁,编号管理	1				
		打印机清洁,编号管理	1				
		条码机清洁,编号管理	1				
		医务人员一览表标识统一规范	1				
		记事栏按要求使用磁钉,清洁美观	1				
	库房	库房专人负责清洁	1				
		库房整洁,物品放置有序	1				
		存放柜编号管理	1				
		标识醒目,张贴规范	1				
		标识与物品相符	1				
		无积压多余物品	1				
	清洁间	清洁间整洁有序	1				
		物品放置规范	1				
		拖布分区管理、存放及使用	3				

续表

检查项目	检查标准	分值				说明及异常处理措施
结果 (5分)	就诊、住院环境良好,医疗用房符合国家综合医院建设标准要求	5				
总分 (50分)	应得总分:					
	实得总分:					
	得分百分率:					
	接受检查者签名:					
注:1. 能正确执行者于检查结果栏内画"√"表示;不符合要求在检查结果栏内画"×"表示;患者不涉及该项目,在检查结果栏内用"NA"表示							
2. 应得总分 = 总分 – 未涉及项目分;实得总分 = 涉及项目得分总和;得分百分率 = 实得总分/应得总分 × 100%							

检查人:　　　　护士长:　　　　科护士长:　　　　护理部主任:

附录 2
肿瘤内科护士长管理质量评价标准

日期： 　　　　　检查人员： 　　　　　分数：

项目	质量标准	分值			说明及异常处理措施
结构 (3分)	有护理质量查房记录和改进措施	1			
	有教学计划及考核标准	1			
	落实科室护士责任制管理	1			
过程 (36分)	有年计划、月安排、周小结、日工作重点、半年总结、年终总结	1			
	每日有护理质量自查并有记录	2			
	每周有质量分析和提出改进措施	1			
	每月有质量安全分析、质量讲评分析和会议记录	1			
	每月开护士会、公休会各一次,业务学习两次	3			
	有护理教学与培训组织、培训计划、进修实习带教计划,培训护士技能考核每月1次	5			
	护士熟悉并落实医嘱的执行程序、患者身份识别制度、查对制度及手卫生要求	3			
	护士仪表、行为符合要求,服务态度好	5			

续表

项目	质量标准	分值				说明及异常处理措施
过程 (36分)	及时传达各类工作会议内容,落实签名	3				
	实施管床责任制	3				
	明确各类人员的岗位要求,护士知晓工作制度和岗位职责	3				
	建立临床实验室"危急值"报告制度	3				
	护士掌握常见仪器设备的使用、管理与常见故障处理。各仪器处于备用状态	3				
结果 (11分)	完成护理质量管理	3				
	完成教学计划及考核	5				
	责任制护理落实到位	3				
总分 (50分)	应得总分:					
	实得总分:					
	得分百分率:					
	接受检查者签名:					

注:
1. 能正确执行者于检查结果栏内画"√"表示;不符合要求的在检查结果栏内画"×"表示,不涉及该项目,在检查结果栏内用"NA"表示;

2. 应得总分 = 总分 − 未涉及项目分,实得总分 = 涉及项目得分总和,
得分百分率 = 实得总分/应得总分 × 100%

检查者:

附录3

肿瘤内科危重症病人的管理质量评价标准

日期：　　　　　　检查人员：　　　　　　分数：

项目	质量标准	分值				说明及异常处理措施
结构 (3分)	有危重症患者管理制度和规范	1				
	有各种管路标识	1				
	有急救物品设备管理登记	1				
过程 (36分)	患者体位舒适、安全，口腔清洁无异味	1				
	患者头发、身体清洁，无异味	2				
	使用气垫床	2				
	无压疮的发生	1				
	管道无意外脱出，护理妥当，标识清楚规范	3				
	患者无并发症发生	5				
	无跌倒、坠床、自杀等安全事件发生，有防范措施	3				
	及时测量生命体征，病情观察客观、准确、真实、及时、完整、规范	5				
	护士熟悉急救物品放置的位置	3				
	能按各种抢救流程实施抢救	3				
	急救设备每周检查登记，定位放置，按"四定两及时"管理	3				
	急救设备处于完好状态	5				

续表

项目	质量标准	分值			说明及异常处理措施
结果 (11分)	危重症患者基础护理到位	3			
	各种管路护理规范	5			
	急救药品及设备管理到位	3			
总分 (50分)	接受检查者签名：				
注： 1. 能正确执行者于检查结果栏内画"√"表示；不符合要求的在检查结果栏内画"×"表示，不涉及该项目，在检查结果栏内用"NA"表示					
2. 应得总分＝总分－未涉及项目分，实得总分＝涉及项目得分总和，得分百分率＝实得总分/应得总分×100%					

检查者：

附录 4

肿瘤内科一级护理质量评价标准

日期：

项目		质量标准	分值		说明及异常处理措施
结构 (2分)		有符合病区实际的一级护理分级标准	1		
		有一级护理服务内容及要求的公示	1		
过程 (88分)	基础护理	帮助/协助患者面部清洁	1		
		帮助/协助患者整理头发	1		
		必要时帮助/协助患者床上洗头	1		
		必要时帮助/协助患者床上擦澡	1		
		帮助/协助男性患者剃胡须	1		
		帮助/协助患者清洁口腔	1		
		帮助/协助患者清洁会阴	1		
		帮助/协助失禁患者清洁肛周	1		
		帮助/协助患者清洁手、足部	1		
		帮助/协助患者进食、水	1		
		帮助/协助患者翻身	1		
		指导患者有效咳嗽	1		
		帮助/协助患者床上移动	1		
		为患者及时更换衣服、床单	1		
		帮助/协助患者剪指、趾甲	1		

附录 4／肿瘤内科一级护理质量评价标准

续表

项目		质量标准	分值		说明及异常处理措施
过程 (88 分)	病情观察	每小时巡视患者	1		
		评估患者病情及安全风险	5		
		根据患者病情制订护理计划	3		
		根据患者病情及医嘱测量体温、脉搏、呼吸、血压、意识等	3		
		根据医嘱记录出入量	1		
		责任护士掌握患者姓名	1		
		责任护士掌握患者诊断	1		
		责任护士知晓患者适宜的饮食	1		
		责任护士了解患者睡眠状况及排泄状况	1		
		责任护士了解患者心理状态并给予疏导	1		
		责任护士掌握患者主要病情	3		
		责任护士掌握患者主要治疗	3		
		责任护士掌握患者主要护理问题及措施	5		
		责任护士掌握患者潜在危险及预防措施	5		
	专科护理	有效落实专科护理措施	3		
		按医嘱正确实施药物治疗	5		
		输液滴速与患者病情或医嘱要求相符	3		
	专科护理	按医嘱正确实施各种治疗处置	3		
		治疗处置过程中患者隐私保护到位	1		
		各类导管标识清楚,护理规范	3		
		患者卧位安全舒适	3		
		严格交接班,重点突出	3		

续表

项目		质量标准	分值		说明及异常处理措施
过程 (88分)	健康指导	根据患者病情及需求制订健康教育计划	1		
		患者接受有创护理操作前告知患者/家属治疗目的及注意事项,并履行书面同意手续	3		
		患者接受保护性约束前告知患者/家属目的及注意事项,并履行书面同意手续	3		
		根据患者/家属需求开展多种形式(个别指导、集体讲解、文字宣传、座谈会等)的健康指导	3		
		告知患者/家属适宜的饮食、活动及注意事项	1		
		告知患者/家属药物治疗目的及注意事项	1		
		告知患者/家属特殊检查前后的注意事项	1		
		告知患者/家属医疗护理和康复措施	1		
		告知患者/家属出院后工作及生活注意事项	1		
结果 (10分)		护理级别符合患者病情及自理能力	1		
		基础护理合格率≥90%(二级医院)~95%(三级医院)	3		
		一级护理合格率≥90%	3		
		健康教育覆盖率100%	3		

续表

项目	质量标准	分值		说明及异常处理措施
总分 (100分)	应得总分:			
	实得总分:			
	得分百分率:			
	接受检查者签名:			

注:1.能正确执行者于检查结果栏内画"√"表示;不符合要求在检查结果栏内画"×"表示;不涉及该项目,在检查结果栏内用"NA"表示

2.应得总分=总分-未涉及项目分;实得总分=涉及项目得分总和;得分百分率=实得总分/应得总分×100%

3.基础护理得分百分比≥90%为合格,基础护理合格率=合格人数/检查总人数×100%

4.一级护理得分百分比≥80%为合格,一级护理合格率=合格人数/检查总人数×100%

5.健康教育覆盖率=接受健康教育患者人数/检查患者总人数×100%

检查者:

附录 5
肿瘤内科健康教育和出院随访质量管理

日期：　　　　　　检查人员：　　　　　　分数：

项目	质量标准	分值					说明及异常处理措施
结构 (3分)	有健康教育资料	1					
	有健康教育相关记录	1					
	有出院病人随访记录	1					
过程 (36分)	每季度至少进行一次患者健康教育	5					
	病区有健康教育图片	5					
	病人了解所用镇痛药名称、用法	5					
	病人了解所用镇痛药的注意事项	5					
	病人出现不适能及时告知医护人员	3					
	病人了解出院带药药名、用法、注意事项	5					
	按规定对出院病人进行随访，随访率≥30%	3					
	病人按医嘱正确服药	5					
结果 (11分)	健康教育资料种类多样	3					
	随访记录完整	5					
	患者知晓健康教育内容	3					

续表

项目	质量标准	分值				说明及异常处理措施
总分 (50分)	应得总分：					
	实得总分：					
	得分百分率：					
	接受检查者签名：					

注：
1. 能正确执行者于检查结果栏内画"√"表示；不符合要求的在检查结果栏内画"×"表示，不涉及该项目，在检查结果栏内用"NA"表示
2. 应得总分 = 总分 – 未涉及项目分，实得总分 = 涉及项目得分总和，得分百分率 = 实得总分/应得总分×100%

检查者：

附录6

患者身份识别与沟通管理质量评价标准

检查部门：　　　　　　　　　　　　　　检查日期：
受检部门：　　　　　　　　　　　　　　病历号及检查结果：

项目	质量标准		分值			说明及异常处理措施
结构 (5分)	有患者身份识别与腕带使用管理相关制度		1			
	有无各患者身份识别的方法和核对流程		1			
	有患者转科、转院相关制度		1			
	有开具医嘱的相关制度及澄清流程		1			
	有危急值报告制度及流程		1			
过程 (85)	身份识别与查对	ICU患者使用"腕带"作为身份识别标识	3			
		新生儿患者使用"腕带"作为识别身份的标识	3			
		手术患者使用"腕带"作为身份识别标识	3			
		急诊抢救患者使用"腕带"作为身份识别标识	3			
		意识不清的患者使用"腕带"作为身份识别标识	3			

续表

项目		质量标准	分值				说明及异常处理措施
过程(85)	身份识别与查对	语言交流障碍的患者使用"腕带"作为身份识别标识	3				
		输血患者使用"腕带"作为身份识别标识	3				
		为上述患者进行诊疗活动时必须核对腕带信息	3				
		诊疗活动时主动邀请患者或其近亲属陈述患者姓名	3				
		诊疗活动时至少同时使用姓名、年龄两项核对患者身份	3				
		操作前查对医嘱与患者信息是否一致	3				
		操作前查对药品质量、有效期及配伍禁忌	3				
		操作前查对输液用物质量及有效期	3				
		操作中查对患者信息、治疗处置项目与医嘱是否一致	3				
		操作后再次核对上述信息	3				
		对上述工作有自查、讲评、总结、改进与记录	3				

续表

项目		质量标准	分值					说明及异常处理措施
过程(85)	医嘱执行	用药医嘱抄(转)录后双人查对并签名	3					
		只在实施紧急抢救时执行临时口头医嘱	1					
		执行者需复述,双人查对无误后执行	3					
		有疑问或模糊不清医嘱澄清后执行	3					
		医嘱班班双人查对并签名	1					
		护士长每周参与医嘱大查对并签名	1					
		对医嘱执行有自查、讲评、总结、改进与记录	3					
	转科转诊	患者转科/转诊前进行病情及活动能力评估	3					
		对转科/转诊患者进行病情小结	3					
		患者转科/转诊专人护送	1					
		转科/转诊患者有身份、病情及病历资料等交接并记录	3					
		对转科/转诊工作有自查、讲评、总结、改进与记录	3					

续表

项目	质量标准		分值				说明及异常处理措施
过程(85)	危急值管理	有危急值管理目录	1				
		接获非书面危急值报告,接听者应大声复述,确保准确无误	1				
		接获危急值后及时报告经治或值班医生	1				
		危急值报告记录规范、完整,有报告者、接听者及医师签名	3				
		对危急值管理有自查、讲评、总结、改进与记录	3				
结果(10分)	无医嘱执行缺陷		5				
	无因身份识别或沟通不畅导致的不良事件发生		5				
总分(100分)	应得总分:						
	实得总分:						
	得分百分率:						
	接受检查者签名:						

注:
1. 能正确执行者于检查结果栏内画"√"表示;不符合要求在检查结果栏内画"×"表示;不涉及该项目,在检查结果栏内用"NA"表示

2. 应得总分=总分－未涉及项目分;实得总分=涉及项目得分总和;得分百分率=实得总分/应得分数×100%

检查人:

附录7

肿瘤内科微创手术围手术期管理质量评价标准(病区)

□病区自查　　□片区检查　　□护理部检查　　检查日期：
受检部门：　　　　　　　　　　病历号及检查结果：

检查项目	检查标准		分值			说明及异常处理措施
结构 (9分)	有围手术期患者管理制度		3			
	有围手术期患者护理常规		3			
	有围手术期患者护理流程		3			
过程 (36分)	入院护理	2小时内完成患者病情及自理能力评估	1			
		当班内完成患者安全风险评估	3			
		危重症患者制订护理计划	3			
		当班内完成患者入院指导	1			
	术前护理	术前特殊检查患者有观察记录	1			
		特殊检查患者有健康指导并记录	1			
		依据医嘱落实术前准备	1			
		对患者进行术前病情及护理相关风险评估并记录	1			
		告知患者手术相关知识及注意事项	1			
		与手术室工作人员核对患者信息并做好交接	3			

附录7／肿瘤内科微创手术围手术期管理质量评价标准(病区)

续表

检查项目		检查标准	分值					说明及异常处理措施
过程 (36分)	术后护理	与手术室或麻醉科人员交接患者手术情况及病情	3					
		按手术护理常规观察病情并记录	3					
		患者术后卧位符合病情需要	1					
		患者术后卧位安全舒适	3					
		导管标识清楚,护理规范	1					
		按医嘱正确实施药物治疗	3					
		观察记录患者用药与治疗反应	1					
		对术后患者进行病情及安全风险评估	3					
		有效落实护理措施	3					
		告知患者术后适宜的饮食及注意事项	1					
		告知患者术后适宜的活动及注意事项	1					
		告知患者术后药物使用注意事项	1					
		告知患者出院后医疗、护理和康复措施	1					
		告知患者出院后随访及生活注意事项	1					
结果 (5分)		措施落实到位,无术后护理并发症	5					

续表

项目	质量标准	分值			说明及异常处理措施
总分 (50分)	应得总分：				
	实得总分：				
	得分百分率：				
	接受检查者签名：				

注：
1. 能正确执行者于检查结果栏内画"√"表示；不符合要求在检查结果栏内画"×"表示；不涉及该项目，在检查结果栏内用"NA"表示

2. 应得总分 = 总分 − 未涉及项目分；实得总分 = 涉及项目得分总和；得分百分率 = 实得总分/应得总分 × 100%

检查人：

附录8

肿瘤内科静脉给予抗肿瘤药物评价标准

日期： 检查人员： 分数：

项目		质量标准	分值			说明及异常处理措施
结构 (3分)		有化疗药物输注管理制度	1			
		有化疗药物输注过程护理操作规范	1			
		有化疗药物外渗后处理指引	1			
过程 (36分)	化疗药物输注前	根据患者血象、肝功能耐受情况进行化疗	1			
		患者及家属签署《化疗知情同意书》	2			
		认真执行"三查八对"	1			
		正确洗手、戴手套	1			
	化疗药物输注过程中	选择合适的静脉穿刺输液工具,采用非钢针穿刺给化疗药	3			
		根据病情及药物性质,掌握药物输注速度,必要时使用输液泵	5			
		根据药物性质正确排序给药	3			
		根据给药指引事先给予抗过敏药,及时监测生命体征	3			
		护士掌握肿瘤药物过敏及外渗处理方法,有指引	5			
		护士掌握肿瘤药物过敏及外渗表现	3			
		正确处理医疗废物	3			

续表

项目	质量标准		分值				说明及异常处理措施
过程 (36分)	健康教育	患者及家属知晓化疗药物相关知识	3				
		患者及家属知晓化疗期间注意事项	3				
结果 (11分)		护理人员输注化疗药物规范操作	3				
		无化疗药物外渗情况发生	5				
		患者及家属知晓化疗药物使用相关知识	3				
总分 (50分)	应得总分：						
	实得总分：						
	得分百分率：						
	接受检查者签名：						

注：
1. 能正确执行者于检查结果栏内画"√"表示；不符合要求的在检查结果栏内画"×"表示，不涉及该项目，在检查结果栏内用"NA"表示
2. 应得总分＝总分－未涉及项目分，实得总分＝涉及项目得分总和，得分百分率＝实得总分/应得总分×100%

检查人：

附录9
肿瘤内科癌性疼痛管理质量评价标准

日期：　　　　　　检查人员：　　　　　　分数：

项目	质量标准	分值				说明及异常处理措施
结构 (3分)	有疼痛评估量表及干预措施	1				
	有止痛药使用原则及副作用资料	1				
	有随访记录	1				
过程 (36分)	评估患者疼痛情况，选择合适的疼痛评估工具，按阶梯给药	2				
	患者及家属参与疼痛治疗	2				
	结合分散注意力、物理疗法、心理干预治疗疼痛	2				
	正确使用止痛药	2				
	密切观察药物效果及副作用	3				
	及时处理患者疼痛	5				
	及时向医生反馈并建议调整用物剂量及间隔时间	3				
	做好止痛药物使用相关宣教	3				
	患者按时、按量、按需服药	5				
	及时记录，口服止痛药每小时评估，肌注、皮下每30分钟评估	3				
	定期癌痛出院病人随访并记录	3				
	监测疼痛控制效果	3				

续表

项目	质量标准	分值					说明及异常处理措施
结果 (11分)	护理措施落实到位	3					
	观察药物使用后效果及副作用	5					
	有患者的随访相关记录	3					
总分 (50分)	应得总分：						
	实得总分：						
	得分百分率：						
	接受检查者签名：						

注：
1. 能正确执行者于检查结果栏内画"√"表示；不符合要求的在检查结果栏内画"×"表示，不涉及该项目，在检查结果栏内用"NA"表示

2. 应得总分＝总分－未涉及项目分，实得总分＝涉及项目得分总和，得分百分率＝实得总分/应得总分×100%

检查者：

附录10
肿瘤内科住院患者压疮管理质量评价标准

检查部门：　　　　　检查日期：　　　　　受检科室：

项目		质量标准	分值				说明及异常处理措施
结构 (3分)		有患者压疮评估与报告制度及流程	1				
		有患者压疮诊疗与护理规范	1				
		有患者压疮风险评估工具	1				
过程 (40分)	风险评估	高危患者入院有压疮风险评估	3				
		根据患者病情、用药变化进行动态评估	3				
		风险评估分值与患者实际病情相符	1				
	风险预防	高风险患者有警示标识	3				
		高风险患者有预防措施	3				
		预防措施有效落实	5				
		高风险患者及时上报	1				
		高风险患者有监管记录	3				
		告知患者及家属压疮预防相关知识并记录	3				

283

续表

项目	质量标准		分值				说明及异常处理措施
过程 (40分)	压疮处理	压疮处理规范	3				
	对压疮管理制度、流程及护理规范有培训		1				
	有压疮数据收集和统计		3				
	对压疮案例运用质量管理工具进行分析		5				
	根据改进结果完善相关制度及预防措施		3				
结果 (7分)	护理人员知晓压疮管理制度和规范		1				
	高危患者入院时压疮的风险评估率≥90%		3				
	无非预期压疮发生		3				
总分 (50分)	应得总分：						
	实得总分：						
	得分百分率：						
	接受检查者签名：						

注：
1. 能正确执行者在栏内画"√"表示；不符合要求在检查结果栏内画"×"表示；不涉及该项目，在检查结果栏内用"NA"表示。
2. 应得总分 = 总分 – 未涉及项目分；实得总分 = 涉及项目得分总和；得分百分率 = 实得总分/应得总分×100%
3. 压疮高危患者入院压疮风险评估率 = 完成压疮风险评估患者人数/检查总人数 ×100%

检查人：

附录11

肿瘤内科预防 PICC 导管堵塞质量评价标准

日期：　　　　　　检查人员：　　　　　　分数：

项目	质量标准	分值	说明及异常处理措施
结构 (8分)	有 PICC 管护理规范	3	
	有 PICC 管输液及封管标准	2	
	合理安排输液顺序	3	
过程 (32分)	每周更换 PICC 管敷料	5	
	PICC 管敷料有异常随时更换	5	
	输注脂肪乳、TPN、蛋白类高黏滞性液体前后用生理盐水冲管，及时更换肝素帽	5	
	输注血、血液制品前后用生理盐水冲管，更换肝素帽	5	
	不用 PICC 管采血	3	
	掌握正确的封管技术	3	
	不使用 <10ml 注射器封管	3	
	掌握肝素盐水的配置及使用	3	
结果 (10分)	无 PICC 导管堵塞发生	5	
	PICC 管护理措施到位	5	

续表

项目	质量标准	分值				说明及异常处理措施
总分 (50分)	应得总分：					
	实得总分：					
	得分百分率：					
	接受检查者签名：					

注：
1. 能正确执行者于检查结果栏内画"√"表示；不符合要求的在检查结果栏内画"×"表示，不涉及该项目，在检查结果栏内用"NA"表示
2. 应得总分＝总分－未涉及项目分，实得总分＝涉及项目得分总和，得分百分率＝实得总分/应得总分×100%

检查者：

附录 12
肿瘤内科预防放疗/化疗口腔炎质量评价标准

日期：　　　　　　　　检查人员：　　　　　　　　分数：

项目	质量标准	分值			说明及异常处理措施
结构 (6分)	有患者停止放化疗指标	2			
	有相关无菌操作规章制度	2			
	保护性隔离病房设备齐全	2			
过程 (38分)	放疗期间至少每周查血常规	5			
	化疗前后及时查血常规	5			
	定时监测生命体征，体温＞38.5℃停止放化疗	5			
	严格执行手卫生，护士掌握洗手指征	5			
	有保护性隔离病房及设施	5			
	定期病房消毒	5			
	严格执行无菌操作，如：PICC换敷料	5			
	严格执行放化疗标准	3			
结果 (6分)	严格执行无菌操作	3			
	保护性隔离病房设施符合标准要求	3			

续表

项目	质量标准	分值				说明及异常处理措施
总分 (50分)	应得总分：					
	实得总分：					
	得分百分率：					
	接受检查者签名：					

注：
1. 能正确执行者于检查结果栏内画"√"表示；不符合要求的在检查结果栏内画"×"表示，不涉及该项目，在检查结果栏内用"NA"表示
2. 应得总分＝总分－未涉及项目分，实得总分＝涉及项目得分总和，得分百分率＝实得总分/应得总分×100%

检查者：

附录 13

肿瘤内科处理放疗/化疗口腔炎质量评价标准

日期：　　　　　　检查人员：　　　　　　分数：

项目	质量标准	分值			说明及异常处理措施
结构 (3分)	有口腔炎的分度及护理方法	1			
	有针对放化疗口腔炎的处理标准	1			
	有针对放化疗口腔炎的健康教育	1			
过程 (36分)	放化疗前解释口腔卫生的重要性	5			
	指导饭前后用盐水漱口	3			
	睡前及晨起用软毛牙刷刷牙,避免损伤口腔黏膜	3			
	如有口腔黏膜炎发生,及时遵医嘱处理	5			
	真菌感染时给予1%~4%碳酸氢钠漱口,遵医嘱给予抗真菌药物	5			
	厌氧菌感染时给予1%~3%过氧化氢漱口含服	5			
	有溃疡及疼痛时予利多卡因漱口水	5			
	护士掌握口腔炎的分度及护理方法	5			

续表

项目	质量标准	分值				说明及异常处理措施
结果 (11分)	护士知晓口腔炎的分度及护理	3				
	有效预防患者放化疗后口腔炎的发生	5				
	对发生口腔炎患者及时给予相应的护理措施	3				
总分 (50分)	应得总分：					
	实得总分：					
	得分百分率：					
	接受检查者签名：					

注：
1. 能正确执行者于检查结果栏内画"√"表示；不符合要求的在检查结果栏内画"×"表示，不涉及该项目，在检查结果栏内用"NA"表示
2. 应得总分＝总分－未涉及项目分，实得总分＝涉及项目得分总和，得分百分率＝实得总分/应得总分×100%

检查者：

附录 14

肿瘤内科仪器设备管理质量评价标准

□病区检查　　　□片区检查　　　□护理部检查　检查日期：
受检部门：　　　　　　　　　　仪器名称及结果：

项目	质量标准	分值				说明及异常处理措施
结构 (3分)	有仪器设备使用制度	1				
	有仪器设备使用意外的应急预案	1				
	仪器设备有使用说明书	1				
过程 (36分)	仪器设备上有操作规程(SOP)	1				
	仪器设备专人管理	1				
	仪器设备分类、定点放置	1				
	仪器设备编号管理	1				
	有仪器设备使用的培训	3				
	抢救仪器设备使用人员有培训考核记录	1				
	仪器设备发生故障及时维修,有记录	1				
	每日检查呼吸机性能是否良好并记录	5				
	每日检查除颤仪性能是否良好并记录	5				

续表

项目	质量标准	分值				说明及异常处理措施
过程 (36分)	每日检查心电图性能是否良好并记录	5				如与抢救车管理同时检查,此两项只纳入抢救车管理计算
	每日检查简易呼吸器性能是否良好并记录	5				
	血压计定期计量检测	3				
	血糖仪定期计量检测	3				
	仪器设备用毕及时清洁、消毒处理	1				
结果 (11分)	意外情况的处理符合预案的要求	3				
	抢救设备器材完好率100%	5				
	使用的计量器具检测合格率100%	3				
总分 (50分)	应得总分:					
	实得总分:					
	得分百分率:					
	接受检查者签名:					

注:
1. 能正确执行者于检查结果栏内画"√"表示;不符合要求在检查结果栏内画"×"表示;不涉及该项目,在检查结果栏内用"NA"表示

2. 应得总分 = 总分 - 未涉及项目分;实得总分 = 涉及项目得分总和
得分百分率 = 实得总分/应得总分×100%

3. 抢救器材完好率 = 抢救器材完好数量/抢救器材总数×100%

4. 计量器具检测合格率 = 计量器具检测合格数量/计量器具检测总数×100%

检查人: 护士长: 科总护士长: